Risikokompetenz in der medizinischen Rehabilitation

Verena Stockfisch

Bibliografische Information der Deutschen Nationalbibliothek:

Die Deutsche Nationalbibliothek verzeichnet diese Publikation in der Deutschen Nationalbibliografie; detaillierte bibliografische Daten sind im Internet über http://dnb.d-nb.de abrufbar.

ISBN: 9783961169870

Dieses Buch ist auch als E-Book erhältlich.

INHALTSVERZEICHNIS

ABKÜRZUNGSVERZEICHNIS

ASAS	Arbeitssicherheitsausschusssitzung
Abb.	Abbildung
AG	Aktiengesellschaft
AGmedReha	Arbeitsgemeinschaft medizinische Rehabilitation
BAG	Bundesarbeitsgruppe
BANI	brittle – anxious – non-linear – incomprehensibe
BDS	Bethanien Diakonissen-Stiftung
bus	Bundesverband Suchthilfe e. V.
buss	Bundesverband stationäre Sucht e. V.
bzw.	beziehungsweise
ca.	circa
CertiQ	Zertifizierung und Präqualifizierung mit System
CDU	Christlich Demokratische Union Deutschlands
CIRS	Critical Incident Reporting System
CMA	chronisch mehrfach beeinträchtigte Alkoholabhängige
DEGEMED	Deutsche Gesellschaft für medizinische Rehabilitation e. V.
d. h.	das heißt
DIN EN ISO	Deutsche Industrie-Norm und Europäische Norm für Internationale Organisation für Standardisierung
DRV	Deutsche Rentenversicherung
EDV	Elektronische Datenverarbeitung
ERKS	Eliminieren – Reduzieren – Kreieren – Steigern
etc.	et cetera
et al.	et alii (und andere)
e. V.	eingetragener Verein
f.	und die folgende Seite

FB	Fortbildung
ggf.	gegebenenfalls
gGmbH	gemeinnützige Gesellschaft mit beschränkter Haftung
GKV	Gesetzliche Krankenversicherung
Hrsg.	Herausgeber
i. d. R.	in der Regel
i. S. v.	im Sinne von
kaufm.	kaufmännisch
KHG	Krankenhausfinanzierungsgesetz
KMU	kleine und mittelständische Unternehmen
KTL	Katalog Therapeutischer Leistungen
KTR	Kostenträgerrechnung
MAV	Mitarbeitervertretung
med.	medizinisch
NPO	non-profit organisation(s)
o. b.	oben benannt(e/r)
o. S.	ohne Seite
QM	Qualitätsmanagement
PEER	Kreuzgutachten zur wissenschaftlichen Qualitätssicherung durch unabhängige Gutachter aus dem gleichen Fachgebiet.
RAAT	Resilienz – Achtsamkeit – Adaption – Transparenz
Reha	Rehabilitation
S.	Seite(n)
SGB	Sozialgesetzbuch
u.	und
Vgl.	vergleiche
vs.	versus
VUCA	volatility – uncertainty – complexity – ambiguity

WB	Weiterbildung
z. B.	zum Beispiel
ZBM	Zentrales Belegungsmanagement

ABBILDUNGS- UND TABELLENVERZEICHNIS

1 Einleitung

Grundlage dieser Arbeit ist die Reflektion über aktuelle Risiken in der medizinischen Rehabilitation am Beispiel einer Klinik für Abhängigkeitserkrankungen. Hierbei soll der Blick auf alltägliche Herausforderungen der für diese Branche typischen Rahmenbedingungen gerichtet werden, ergänzend zu den Auswirkungen jüngster pandemischer und energiewirtschaftlicher Krisen.

Im Folgenden werden die wichtigsten Meinungen und Erkenntnisse aus einer Expertenbefragung im oberen Management zur Identifikation wesentlicher Risiken in der Fachklinik Klosterwald gGmbH dargestellt. Auf Basis dieser Denkanstöße erfolgt eine kritische Untersuchung und Bewertung der benannten Risiken durch eine strukturierte Risikoanalyse und durch Einbettung in den Branchenkontext.

Schlussendlich werden erste Ansätze für eine effiziente Risikosteuerung und -kontrolle dargelegt und Anregungen für eine positivistische Risikokommunikation gegeben.

Die detaillierte Darstellung von Risiken im Datenschutz oder zur Pandemiebewältigung ist aufgrund von Komplexität und Dynamik gesetzlicher Vorgaben Nichtziel dieser Arbeit. Vielmehr richtet sich der Fokus auf Controlling-Kompetenzen bei Führungskräften und auf organisatorische Rahmenbedingungen im charakteristischen Bezugsrahmen des medizinischen Rehabilitationssektors. Somit sollen chancenrelevante Trends durch Fokussierung struktureller Branchenvorteile abgeleitet werden.

1.1 Problemstellung

Die Organisationsstruktur in der medizinischen Rehabilitation ist neben der hierarchischen Regelung von Verpflichtungen geprägt von Mehrfachrollen auf den Leitungsebenen.[1] Dies stellt Führungskräfte einerseits vor Herausforderungen im eigenen Zeitmanagement und in Supervision delegierter Tätigkeiten, um der steigenden Arbeitsdichte und -dynamik begegnen zu können. Andererseits müssen Compliance-Themen stärker gewichtet werden und zwar deutlich hinaus über das gängige klinikinterne Sicherheits- und Risikoverständnis. Letztlich entstehen die Kernfragen: was darf ich als Führungs-

---

[1] Anonymisierte Umfrage durch den Bundesverband Suchthilfe e. V. (bus) mittels Doodle Drive; automatische Löschung Mitte Juli 2023.

kraft im operativen Geschäft selbst erledigen? Was kann delegiert werden? Was muss eingekauft werden? Unabhängig von Zertifizierungsvorgaben braucht es modernes prozessuales (Vor-) Denken top-down, dessen Umsetzung bottom-up gewährleistet werden kann. Mit diesem Schwerpunkt werden grundsätzliche Risiken innerhalb des Gesundheitswesens fokussiert, aber auch spezielle Gefahren innerhalb der medizinischen Rehabilitation definiert. Letztere bilden die Grundlage dieser Arbeit und werden in den kommenden Abschnitten tiefer beleuchtet.

1.2 Aufbau der Arbeit

Zur Reflexion der Themengebiete und zur Nachvollziehbarkeit der rehabilitationstypischen Bedingungen wird im Abschnitt 2 zunächst die Fachklinik Klosterwald als Praxisbeispiel vorgestellt. Konkret werden Risiken innerhalb der Klinik für Abhängigkeitserkrankungen mittels Brainwriting durch die Klinikleitung identifiziert und strukturiert.

Abschnitt 3 umfasst die Analyse und Bewertung der fünf wichtigsten Risiken, denen die Rehabilitationsklinik ausgesetzt ist. Dies geschieht durch Kontextualisierung der bewerteten internen Ergebnisse mit externen Marktprämissen innerhalb des Rehabilitationssektors. Durch eine gezielte Ursache-Auswirkungsanalyse erfolgt die Priorisierung der Risiken für die Fachklinik sowie die Bewertung im Bezugsrahmen der Unternehmensbranche.

Diese klinikrelevante Risikogewichtung dient in Abschnitt 4 der weiterführenden Betrachtung, wie insbesondere Führungskräfte die definierten Risiken steuern und ein Risikocontrolling systemisch in der Organisationsstruktur implementieren können. Hierbei liegt der Fokus auf Risikovermeidung und -verminderung interner Risiken aber auch auf Risikoüberwälzung und -akzeptanz aufgrund externer Zwänge durch den Gesetzgeber und Leistungsträger.

In Abschnitt 5 wird die Wirksamkeit der abgeleiteten Maßnahmen im Zuge der Risikokontrolle beschrieben. Welche Maßnahmen haben sich bewährt, welche Optimierungsnotwendigkeiten ergeben sich und welche möglichen Frühwarnindikatoren bieten sich an? Zudem erfolgt die Darstellung der Risikokommunikation mittels Risikoreporting über die kliniktypischen und relevanten Risiken und deren Steuerungs- bzw. Bewältigungsmöglichkeiten.

Schlussendlich gibt eine reflektierte Auseinandersetzung mit den Erkenntnissen und Lösungsalternativen Aufschluss über die Umsetzbarkeit einer ganzheitlichen Risikostrategie mit Handlungsempfehlungen für das Top Management in Rehabilitationskliniken.

2 Risiken in der medizinischen Rehabilitation

Die Risikosituation hat sich auch in der medizinischen Rehabilitation in den vergangenen Jahren deutlich verändert.[2] Konsequenterweise müssen sich Gegenmaßnahmen zur Risikobewältigung ebenfalls verändern. Grundsätzlich findet sich das Gesundheitswesen in einem Transformationsprozess, der sich maßgeblich aus gesetzlichen und sozialen Entwicklungen und Negativtrends ableitet. So ist der medizinische Rehabilitationsbereich gekennzeichnet von Unterfinanzierung, Investitionsstau und Marktaustritten.[3] Gleichzeitig steigt das Anspruchsdenken und -verhalten von Patienten und Mitarbeitern in einer ‚ich-sofort-alles' Gesellschaft mit Omniverfügbarkeit von Waren und Dienstleitungen.[4] Welche spezifischen externen und internen Risiken lassen sich nun in der medizinischen Rehabilitation, konkret im Kontext der Abhängigkeitserkrankungen, ausmachen und welche Chancen sind erkennbar? Wie gestaltet sich der Umgang mit Trendbrüchen und Turbulenzen im Führungscontrolling mittels neuer Erklärungsmodelle? Beispielhaft sei BANI als Weiterentwicklung des VUCA Modells benannt.[5] Demnach finden sich Unternehmer in einer brüchigen, ängstlichen, nicht-linearen und unbegreiflichen Welt vor, der mit RAAT (Resilienz, Achtsamkeit, Adaption und Transparenz) begegnet werden sollte.[6] Die Einordnung in Modelle setzt eine strukturierte Risikoidentifikation und -bewertung als Basis für abzuleitende Gegen- oder Präventionsmaßnahmen voraus. Als Praxisbeispiel dient die Fachklinik Klosterwald gGmbH, die nachfolgend vorgestellt wird.

---

[2] Vgl. Hunziker (2022), S. 235.
[3] Vgl. Borges et al. (2018), S. 21.
[4] Vgl. de Maizière (2023), o. S.
[5] Vgl. Meissner et al. (2023), S. 16.
[6] Vgl. Mauritz (2022), o. S; Vgl. Adzhienko et al. (2023), S. 54f.

2.1 Praxisbeispiel

Die Fachklinik Klosterwald gGmbH mit Sitz in Thüringen verfügt über 112 stationäre Behandlungsplätze zur Therapie von Abhängigkeitserkrankungen und behandelt vorrangig Rehabilitanden mit schädlichem Substanzgebrauch, Missbrauch oder Abhängigkeit von Alkohol und Medikamenten.[7] In dem diakonischen Haus herrschen flache Hierarchien und somit eine vergleichsweise familiäre Atmosphäre unter den Mitarbeitern vor. Die Klinik blickt auf 30 Jahre Therapieerfahrung zurück und die Fluktuation in der Belegschaft, auch im oberen Management, ist gering. In den vergangen fünf Jahren definierte sich die Klinik in einem teils radikalen Prozess neu, vorrangig in Abkehr zu veralteten Stigmata der ‚Sucht‘ und zum Erhalt der Wettbewerbsfähigkeit. Dieser Transformationsprozess wurde intern durch die Klinikleitung initiiert und extern durch den Vorstand des Hauptgesellschafters BDS (Bethanien Diakonissen-Stiftung) gefördert.

Die Analyse erfolgte unter Verwendung der nachfolgenden innovativen Managementstrategie und verknüpft interne und externe Perspektiven:

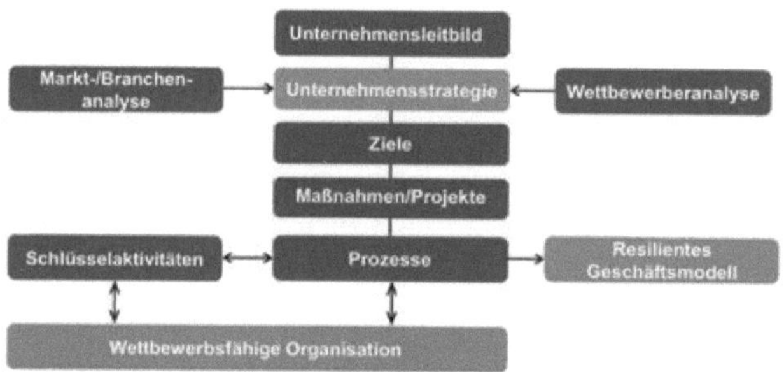

Abbildung 1: Strategische Business Transformation[8]

Die Wettbewerbsanalyse ergibt ein heterogenes Bild allein bedingt durch Struktur- und Qualitätsvorgaben (KTL) der Leistungsträger. Dies trifft gleichermaßen auf die Branchenanalyse zu. Beispielhaft sei die Umbenennung des buss (Bundesverband für stationäre Sucht e. V.) in bus (Bundesverband Suchthilfe e. V.) genannt, was eine generelle Öffnung für Mitglieder aus ambulanten Einrichtungen durch inhaltliche Ausweitung der Verbandstätigkeit darstellt. Die Fachklinik fokussiert in diesem Bereich die Themen

---

[7] Vgl. Fachklinik Klosterwald (2023), o. S.
[8] Foster et al. (2021), S. 107.

Gemeinwohlökonomie in Einklang mit diakonischen Werten. So findet dieser Aspekt beispielsweise Beachtung in der aktualisierten Lieferantenbewertung der Klinik unter Bezugnahme auf die wichtigsten Stakeholder.[9] Deutlich aufschlussreicher ist die Analyse der Kernkompetenzen durch die Klinikleitung und die Ableitung der Schlüsselkompetenz **Beziehungserfahrung** als Wettbewerbsvorteil:

ärztlich	soziale Kompetenz
	Kommunikation
kaufmännisch	vorausschauendes Denken
	Quer- / Weitblick
theologisch	Dienstgemeinschaft mit
	Gemeinsames, verbindliches Leitbild
therapeutisch	(Selbs-) Reflexion
	Empathie
pflegerisch	Patientenbeziehung
	pfleg. Intuition und Erfahrung
→ Beziehungserfahrung d. h. Ermöglichung einer korrigierenden emotionalen Erfahrung	

Tabelle 1: Schlüsselkompetenz der Fachklinik Klosterwald; Quelle: eigene

Unter Zuhilfenahme des Vier-Aktionen-Quadrats nach Kim und Mauborgne wurden die folgenden Handlungsfelder abgeleitet:

Eliminieren	**Reduzieren**
o Institutioneller Ansatz o Rigidität o Pädagogisieren o Anpassungserwartung o Beliebigkeit o Ausschl. Fokus Abhängigkeitserkrankungen	o Interpretationen o Unreflektiertes Agieren o Tertiärprävention o CMA
Kreieren	**Steigern**
o Multiprofessioneller patientenbezogener Ansatz o Neues Image o Neues Bewusstsein für die Dienstgemeinschaft o Differenzierteres Leitbild	o Sekundärprävention o Fachliche Differenzierung o Neutralität + Abstinenz o Schicksalsrespekt o Reflektieren o Kooperationen / Vernetzungen o Umweltbewusstsein

Tabelle 2: ERKS-Quadrat der Fachklinik Klosterwald[10]

---

[9] Vgl. Stockfisch (2023a), Anhang S. 1-3.
[10] In Anlehnung an Kim/Mauborgne (2016), S. 29.

Dabei stellte sich die Hauptfrage: Was muss eliminiert/reduziert sowie kreiert/gesteigert werden, damit die Schlüsselkompetenz Beziehungserfahrung produktiv wird?!

Aufgrund dieser Schlüsselaktivitäten wurden Maßnahmen/Prozesse abgeleitet, das Unternehmensbild angepasst und Therapieziele neu definiert.

Maßnahmen/Prozesse

Beispielhaft sei die Delegation des Aufnahmeprozesses an den Sozialdienst benannt, damit die Beziehungsarbeit bereits prästationär fachlich begleitet wird. Der Sozialdienst ist nun in ein aufwendiges Case Management entlang des Patientenpfades unter Leitung der Pflegedienstleiterin inkludiert und wird durch Schnittstellen wie Fahrdienst, Zentrale Information (Begleitung aufs Zimmer, Hausrundgang), Pflege (Erstellung Medikamentenplan), Haustechnik (Gepäcktransport) und Aufnahmeärzte (Anamnese) gestützt.

Unternehmensleitbild

Einschneidend war die Übernahme des Leitbildes der BDS aus zwei Hauptgründen: zum einen löst sich die Fachklinik aus der Stigmatisierung der Abhängigkeitserkrankungen. Anstelle des Leitspruches ‚Gemeinsam auf dem Weg aus der Abhängigkeit' bietet der neue Leitspruch ‚Im Dienst für Menschen' keinen Rückschluss auf die Fachdisziplin Sucht und bettet diese dennoch weiterhin ein.[11]

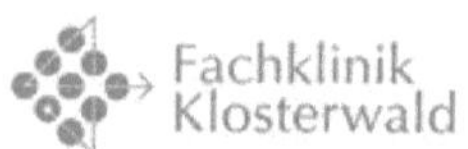

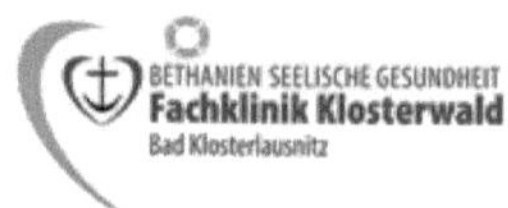

Abbildung 2: altes Logo der Fachklinik   Abbildung 3: neues Logo der Fachklinik

Zum zweiten integriert sich die Fachklinik nun stärker mit neuem Logo und Übernahme der Leitthemen in die Stiftungsstruktur und präsentiert sich im starken Verbund.[12]

Ziele

Ein weiterhin massiver Paradigmenwechsel stellt die Aktualisierung des Rückfallkonzeptes dar. Patienten werden nunmehr nicht bei Rückfällen entlassen sondern gezielt

---

[11] Vgl. Stockfisch (2023b); Anhang S. 1.
[12] Vgl. Bethanien Diakonissen-Stiftung (2023), o. S.

aufgefangen und behandelt. Damit einhergehen zudem bauliche Veränderungen wie die Verlagerung des Notfallzimmers in die Nähe des Schwesternzimmers. Die Definition und Kommunikation eines gemeinsamen Ziels kennzeichnet die derzeitige letzte Phase der Strategieumsetzung im Change Prozess. Hierfür unabdinglich ist die Neubewertung interner und externer Hauptrisiken durch die Klinikleitung und die Erstellung eines Risikokonzeptes als Erweiterung des Business Plans i. S. v. BANI.

2.2 Klinikinternes Brainwriting

Im Zuge der Erstellung des o. b. Risikokonzeptes traf sich die Klinikleitung der Fachklinik Klosterwald im August 2023, um in einer Sondersitzung erste Überlegungen zum aktuellen Risikocontrolling mittels der Kreativtechnik Brainwriting zu verschriftlichen. In dem ca. zweistündigen Treffen kamen med. Geschäftsführer/Chefarzt, leitender Therapeut, Pflegedienstleiterin und kaufm. Geschäftsführerin/Verwaltungsleiterin zusammen. Der Kenntnisstand zum Thema wurde von allen innerhalb ihrer Fachlichkeit als hoch bewertet; gleichzeitig wird sich einmütig ein holistisches Verständnis über das eigene Silodenken hinaus gewünscht. Eindeutig wird einem strukturierten, das heißt Risiko vermeidendes, mindestens verminderndes, Controlling ein hoher Stellenwert beigemessen. Dies betrifft im klinischen Kontext vorrangig die Perspektiven Mensch und Qualität. Unter der Kategorie Mensch subsumieren sich selbstredend die beiden Protagonisten Mitarbeiter und Patient. Im Zentrum steht der Fachkräftemangel mit seinen Auswirkungen wie Überlastung, Fehldiagnosen und -behandlungen, Zeitmangel, wirtschaftlicher Druck, innere Kündigungen, hoher Krankenstand aber auch Fehlbesetzungen, mangelnde Fortbildung und Supervisionsmöglichkeiten. Dies wirkt sich negativ auf die Behandlungsqualität aus und führt bei Patienten zu Rückfällen, Abbrüchen und schlimmstenfalls zu suizidalen Krisen. Hinzu kommt der Anstieg multimorbider und kognitiv stark eingeschränkter Patienten, der nicht selten in Therapieunfähigkeit und somit in Entlassungen auf ärztliche Anweisung mündet. Die Aufrechterhaltung von Qualitätsstandards bewahrt neben Patientenschädigungen und Mitarbeiterkündigungen eben auch vor Hygienemängeln, Reputationsverlust und wirtschaftlichen Nachteilen. Hierfür braucht es ein stringentes Risikocontrolling, das in seiner Funktion als Führungselement stark geprägt ist vom Compliance Charakter im präventiven Sinne. Um Krisen als Treiber für Risiken prophylaktisch als Kairos zu erkennen, ist der Aufbau bzw. der Erhalt einer fortschrittlichen Fehlerkultur i. S. v. Kritikkultur unabdinglich. Ein solches ganzheitliches

System schützt letztlich vor haftungsrechtlichen und wirtschaftlichen Negativfolgen durch Fokussierung der Risikoabwehr. Durch gezielte Vermeidungsstrategien mit sach- und personenkonzentrierten Maßnahmenplänen, in denen Risiken skaliert werden, ließen sich Risiken positiv konnotieren, die somit diakonische Werte wie Solidarität, Gemeinwohl und Nächstenliebe sogar stärken. Im Ergebnis folgt die Erkenntnis, dass Führungskräfte und Risikoverantwortliche Risiken zunächst erkennen, klar benennen und geeignete relevante Gegen- oder Präventivmaßnahmen etablieren sollten. Für die Fachklinik Klosterwald wurden fünf Hauptrisiken definiert, die im nachfolgenden Abschnitt eingehend analysiert und bewertet werden.

3 Analyse und Bewertung

Grundsätzlich herrscht in der Fachklinik Klosterwald ein Risikoverständnis vor, das deutlich über das Schadensmanagement hinausgeht. Vielmehr formuliert sich der Anspruch an ein weiter gefasstes Risikomanagement, in dem neben ökologischen und ökonomischen Perspektiven wertorientierte unternehmensspezifische Bedürfnisse integriert sind.[13] Gerade mit Blick auf die diakonische Zentriertheit ergibt sich das Alleinstellungsmerkmal, welches die Klinik perspektivisch marktfähig hält. Obschon diese grundsätzlich positivistische Einstellung in der Klinikleitung Credo ist, stellen sich zwei Hauptfragen für die Risiko- und Chancenbewertung: Welche internen Möglichkeiten ergeben sich aufgrund des Klinikwesens und welche externen Risiken gilt es mindestens abzumildern, um interne Stärken produktiv zu machen. Um diese Fragen zu beantworten, erfolgte im September 2023 eine Analyse mittels Ishikawa-Diagramm durch die Klinikleitung. Anschließend wurden mögliche Auswirkungen des Schadens und deren Eintrittswahrscheinlichkeit bewertet, um erste Steuerungsansätze zu identifizieren.

3.1 Ursache-Wirkungs-Analyse

Aufgrund der leichten und zügigen Umsetzung bei gleichzeitiger Möglichkeit, komplexe Kausalitäten zu erfassen, entstand ein Ishikawa-Diagramm, welches dem Anhang zu entnehmen ist.[14] Es wurden die fünf Hauptrisiken Behandlungsfehler, Fachkräftemangel, Politik, Marktsegment und Identitätsverlust identifiziert. Die Immanenz der Analyse scheint im Rehabilitationsbereich für Abhängigkeitserkrankungen stark geprägt zu sein

---

[13] Vgl. Gleißner (2011), S. 6.
[14] Vgl. Meissner et al. (2023), S. 174; Stockfisch et al. (2023), Anhang S.1.

von Dopplungen und Überschneidungen interner und externer Zwänge. So finden sich Redundanzen und Pleonasmen in den Begriffsfindungen, deren externe Ursachen internalisierende Wirkungen haben. Hierfür ist die Betrachtung der Haupt- und Untertreiber maßgeblich.

Behandlungsfehler

Trotz hierarchischer und prozessualer Stabilität werden Behandlungsfehler als ein Hauptrisiko im pflegerisch-medizinischen Bereich benannt. Arbeitszeitverdichtung, fehlende Fachlichkeit, unzureichende Kommunikation und Personalmangel werden als Hauptttreiber benannt. So wird beispielsweise das komplexer werdende Berufsbild und der damit einhergehende Dokumentationsaufwand nicht genügend in den Personalstrukturvorgaben der Leistungsträger beachtet. Die Rehabilitationslandschaft ist geprägt von Mehrfachrollen, welche die Vertretungsplanungen gerade im Schichtbetrieb 24-7 extrem erschweren und risikobehaften.

Fachkräftemangel

Obschon bereits im Risiko Behandlungsfehler benannt, wird dem Fachkräftemangel ein Hauptrisikopotential zugeschrieben. Dieser exaltiert durch die Haupttreiber geographische Lage, kulturelle Barrieren, Stigmatisierung der Sucht, Resignation der Mitarbeiter, Konkurrenzsituation, bildungspolitische Fehler und mangelndes Verständnis der Fachverbände und leitet wiederum zu den zwei externen Risikofaktoren Politik und Marktsegment über. Warum ist es nicht möglich, beispielsweise Pflegepersonal rehatypisch analog zu Fachholschulstudien ausbilden zu lassen? Rehabilitationskliniken können schlichtweg nicht sämtliche Curricula-Module von Fachschwestern bieten wohl aber Spezialisierungen wie für die Sucht notwendige Weiterbildungen, z. B. Fachschwester für Psychiatrie.

Marktsegment

So ist es nach Aussagen der Klinikleitung in einem homogenen Marktsegment der Rehabilitation für Abhängigkeitserkrankungen kaum möglich, sich wettbewerbsorientiert zu differenzieren; es geht maßgeblich um den Erhalt des Status-quo. Es fehlt an einem Marktgleichgewicht gegenüber den derzeitig vorherrschenden Macht- und Informationsasymmetrien zwischen Leistungsträgern und Leistungserbringern, die maßgeblich durch fehlende Schiedsstellen und politisches Verständnis entstanden zu sein scheinen. So werden beispielsweise Vertreter der Rehabilitation lediglich zur Stellungnahme in den Gemeinsamen Bundesausschuss geladen, d. h. sie sind nicht stimmberechtigt.[15] Vorrangig die fehlende Transparenz der Vergütungssystematik und somit fehlende Gestaltungsspielräume der Leistungserbringer sind Beispiele des Marktungleichgewichts. Weiterhin sollte die Machtposition insbesondere der DRV Bund kartellrechtlich hinterfragt werden, da diese sowohl Vorgaben zu Qualität und Personal macht, den Vergütungssatz festlegt und gleichzeitig eigene DRV-Häuser betreibt.[16]

Politik

Die fehlende gesamtheitliche Sicht der wirtschafts- und gesundheitspolitischen Entscheidungsträger führt zu Fehlentscheidungen, bringt Leistungsträger an zeitliche und inhaltliche Grenzen bei der Umsetzung gesetzlicher Vorgaben, die kaum durch Lobbyarbeit der Fachverbände reguliert werden können. Beispielhaft sind fehlende Reformen für den Rehabilitationssektor (analog zum KHG), schwierig adaptierbare Vorgaben des Bundesfinanzhofes oder divergierende Ziele der Verbände und Einzelinteressen derer Mitglieder (Fokus SGB V für Kassenpatienten vs. SGB VI für Rentenversicherte) zu nennen. Investitionen müssen mangels Landesbettenplan für die Rehabilitation selbst erwirtschaftet werden; maximal Substanzerhalt ist möglich.[17]

Identitätsverlust

All dies führt zum letzten Risiko innerhalb der Skalierung: dem Werte- und Identitätsverlust, der gerade im diakonischen Bereich diametral erscheint, da er gewissermaßen zur Entmenschlichung im eigentlich anthroposophischen Gefüge beiträgt. Die benannten Risikotreiber wie gesetzliche Vorgaben, der homogene Markt, wirtschaftliche Zwänge, Personalfluktuation und Negativtrends sind wie eingangs beschrieben als Pleonasmen und Redundanzen anzusehen. Im kirchlichen Kontext erschweren diese Gemeinwohlaspekte, obstruieren Nächstenliebe und blockieren Nachhaltigkeitsentwicklungen. Salutogenistische Ansätze der Rehabilitation werden sogar behindert, stattdessen ist die Chronifizierung eines erkrankenden Systems erkennbar. Diese Erkenntnis führt zur Resignation in gefühlter Diaspora-Situation, wodurch die Attraktivität der Rehabilitationskliniken für Abhängigkeiten als Arbeitgeber noch weiter sinkt.

---

[15] Vgl. Gemeinsamer Bundesausschuss (2023), o. S.
[16] Vgl. DRV Bund (2023a), o. S.
[17] Vgl. Borges/Zimolong (2015), S. 25; Vgl. Bundesamt für Justiz (2023a), o. S.

3.2 Strukturierte Risikoermittlung

Die qualifizierte Bewertung der Risiken erfolgt in der strukturierten Risikoermittlung durch die Klinikleitung im Zuge des Management Reviews. Hierzu dienen die beiden nachfolgende Bewertungsmatrices, die dem Auditleitfaden der DEGEMED nach DIN ISO EN 9001:2015 folgen.

				Auswirkung des Schadens				... der Chance
schwerwiegend	die Klinik kann ihrem Rehabilitations-auftrag nicht mehr nachkommen	der gesundheitliche Zustand des Patienten wird durch die Reha verschlechtert	Personen sind in Lebensgefahr	Betriebsunter-brechung > 4 Stunden	Schäden nicht mehr durch Versicherungen gedeckt	erhebliche Auswirkungen auf das betriebs-wirtschaftliche Ergebnis	schwerer Imageschaden	erhebliche Auswirkung
mittelgradig	Kern- u/o Schlüsselprozesse sind in wesentlichem Umfang gestört	der Rehaerfolg ist gefährdet	die Gesundheit von Personen ist gefährdet	Betriebsunter-brechung 1 - 4 Stunden	Schäden durch Versicherungen gedeckt	spürbare Auswirkungen auf das betriebs-wirtschaftliche Ergebnis	mittlerer Imageschaden	spürbare Auswirkung
gering	nur unterstützende Prozesse sind betroffen	keine Gefährdung des Rehaerfolges	keine Personen-gefährdung	Betriebsunter-brechung < 1 Stunde	Schäden im Bereich des Selbstbehalts der Versicherungen	keine oder kaum Auswirkungen auf das betriebs-wirtschaftliche Ergebnis	kein Imageschaden	keine oder nur geringfügige Auswirkung
	Betroffene Prozesse	**Gefährdung des Rehaerfolgs**	**Personen-gefährdung**	**Betrieb**	**Sachschäden**	**Betriebswirt-schaftliches Ergebnis**	**Image**	Chance

Tabelle 3: Schadensermittlung[18]

Zum einen erlaubt die Bewertung Aufschluss über die Auswirkung des Schadens durch Ermittlung des Schweregrades innerhalb unterschiedlicher monetärer und ideeller Perspektiven. Gleichzeitig werden Chancen sichtbar gemacht. Dem schließt sich die zeitliche Einordnung der Risiken mittels Risiko-Chancen-Matrix an. Somit können Handlungsempfehlungen und Ziele anhand eines einfachen Ampelsystems abgeleitet werden.

---

[18] Schmilgus (2023), S. 11.

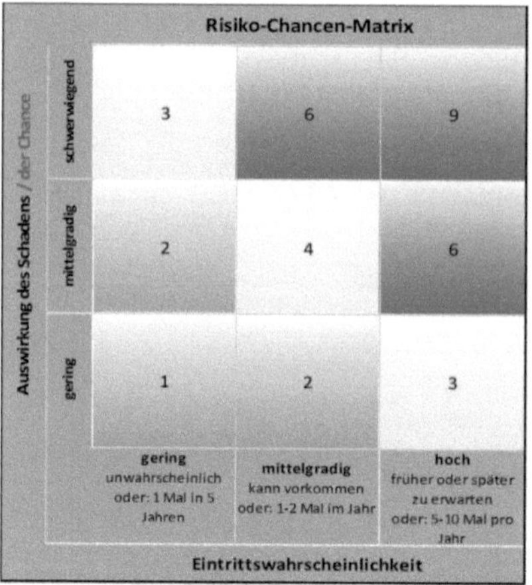

Abbildung 4: Risiko-Chancen-Matrix[19]

Folgende Handlungsbedarfe wurden für die fünf Hauptrisiken auf Basis der Schadens-auswirkung und Eintrittswahrscheinlichkeit abgeleitet[20]:

- Behandlungsfehler   6
- Fachkräftemangel   9
- Politik   6
- Marktsegment   4
- Identitätsverlust   4

Für die Fachklinik Klosterwald wurde der Fachkräftemangel als Hauptrisiko identifiziert. Dem schließen sich die Risiken Behandlungsfehler und Politik an. Weniger Schadens-potential wird dem Marktsegment und dem Identitätsverlust beigemessen; allerdings sind die beiden Perspektiven weiterhin regelhaft zu beobachten, da hierin gleichsam großes Chancenpotential liegt.

Wie nun lassen sich die identifizierten Risiken steuern und Handlungsbedarfe in geziel-te Maßnahmen und Ziele übertragen? Abschnitt 4 liefert realistische Antworten und pra-xisnahe Umsetzungsmöglichkeiten.

---

[19] Schmilgus (2023), S. 11.
[20] Vgl. Stockfisch (2023c), Anhang S. 1.

4 Risikosteuerung

Auf Basis der gleichsam aufschlussreichen und tiefergehenden Risikoanalyse und -bewertung wird in diesem Abschnitt der Versuch unternommen, Handlungsempfehlungen und Ziele zu definieren, um die definierten Risiken zu steuern und Gegenmaßnahmen in die Organisationsstruktur zu implementieren. Die nachstehende Tabelle stellt die Risikostrategie dar und zeigt Maßnahmen auf.

Lfd. Nr.	Prozess	Schadenspotenzial Handlungsbedarf	Vermeidung	Verminderung	Begrenzung	Überwälzung	Akzeptanz	Maßnahmen
I	**Behandlungsfehler**	6	x					
	Arbeitszeitverdichtung							Belegung anpassen
	Mangelndes Personal							Akquise
	Fehlende Fachlichkeit							FB + WB, Supervision
	Unzureichende Kommunikation & Information							Implementierung Intranet
II	**Fachkräftemangel**	9	x	x			x	
	Konkurrenzsituation							Arbeitsplatzattraktivität erhöhen
	Bildungspolitische Fehler							
	Geographische Lage							
	Kulturelle Barrieren							
	Stigmatisierung							Öffentlichkeitsarbeit
	Ungenügendes Verständnis der Fachverbände							Lobbyarbeit
	Resignation							Transparenzgebot
III	**Politik**	6				x		
	Vorgaben der Leistungsträger							KTR
	Fehlende holistische Sicht							BAG - Projekte
	Ungenügende Lobbyarbeit							Versicherung
IV	**Marktsegment**	4				x	x	
	Leistungsträger							Verbandsarbeit
	Kaum Möglichkeit zur Differenzierung							Diakonie - seelische Gesundheit
	Fehlende Schiedsstellen							Politik
	Fehlendes Marktgleichgewicht							Einrichtungsspezifika
	Erhalt Status-quo							Fördermittel
V	**Identitätsverlust**	4	x	x	x			
	Personalfluktuation							Bindungskraft erhöhen
	Negativtrends							Erkennen und Gegensteuern
	Homogener Markt							Synergien nutzen
	Wirtschaftliche Zwänge							Risiko- und Chancenmanagement
	Gesetzliche Vorgaben							politisches Engagement

Tabelle 4: Risikobewertung der Fachklinik Klosterwald; Quelle: eigene.

Das Hauptrisiko Fachkräftemangel stellt die größte Herausforderung dar. Zum einen müssen bestimmte Unterrisiken und Treiber schlichtweg akzeptiert werden. So sind bildungspolitische Fehler der Vergangenheit oder die geographische Lage wohl kaum (mehr) zu beeinflussen. Kulturelle Barrieren wie Sprache und Religion müssen ebenfalls hingenommen werden. Insbesondere in der Arbeit mit abhängigkeitserkrankten oder -gefährdeten Menschen braucht es ein Verständnis für die Sucht als Krankheit und nicht als selbstverschuldetes Dilemma. Dahingegen kann im zukunftsweisenden und proaktiven Denken und Handeln der Versuch unternommen werden, dem ungleichen Wettbewerb sowie den gesundheitspolitischen Fehlentscheidungen entgegenzutreten. Der transparente Umgang mit unternehmenspolitischen Zielen mindert dann per se die drohende Resignation von Mitarbeitern und zwingt Fachverbände gewissermaßen Nützlichkeitserwägungen zu begrenzen. Probates und wohl letztes Mittel sind Austritte aus Verbänden, die sich i. d. R. über Mitgliedsbeiträge finanzieren.

Dem Risiko Behandlungsfehler kann maßgeblich durch Risikovermeidung begegnet werden. Dies ist umsetzbar, indem die Belegung der tatsächlichen Personalkapazität angepasst wird. Obschon Personalkosten Sprungfixkosten sind, ist eine bewusste Belegungssteuerung zur Wertschöpfung der Skaleneffekte unabdinglich, um erhöhtem Krankenstand und Erschöpfung des Personals entgegenzuwirken. Personalakquise und Mitarbeiterbindung sind wesentliche Mittel für Führungskräfte. Neben der positiven externen Unternehmensdarstellung braucht es eben auch ein Verständnis über ein stringentes internes Personalcontrolling, das Renteneintritte, besondere Fähigkeiten und Fördermöglichkeiten des Bestandpersonals regelmäßig validiert. Dies ist durch Mitarbeiterentwicklungsgespräche aber auch durch gezielte Umfragen und Sondersitzungen möglich. Transparente Kommunikation und Information kann durch die Etablierung und Optimierung des Intranets und durch die Anpassung von Geschäfts- und Zuständigkeitsordnungen gewährleistet werden.

Für die Steuerung politischer Risiken hingegen eignet sich eher die Überwälzungsstrategie. Neben dem klassischen Risikotransfer per Versicherungsschutz (z. B. bei Betriebsschließungen oder gegen Elementarschäden) braucht es ein Denken ‚outside the box', in der Form, dass Entscheidungs- und Leistungsträgern die Tragweite ihres Silodenkens bewusst gemacht werden muss. Engagement in Bundesarbeitsgruppen oder die Beteiligung an Studien in Fachverbänden sind nur zwei Beispiele, wie die sich aus Lücken und Opazität ergebenen Diskrepanzen öffentlichkeitswirksam benannt werden können. In diesem Zusammenhang darf das Rechtsgutachten der AGmedReha als gelungene Antwort auf das mangelhafte Rentendigitalisierungsgesetz im engeren Sinne des Risikotransfers angesehen werden.[21] So ist es beispielsweise den Leistungserbringerverbänden gelungen, eine Finanzierungsvereinbarung für die Kosten zum Anschluss an die Telematik mit der GKV und DRV zu erwirken. Die aktuelle Studie der Fachklinik

---

[21] Vgl. Welti et al. (2019), o. S; Vgl. Degemed (2023), o. S.

Klosterwald zur Kostenträgerrechnung für eine transparente und leistungsgerechte Vergütung ist ein weiterer Schritt.

Selbige Überwälzungsstrategie durch Verbandsarbeit trifft auf das Marktsegmentrisiko zu. Zudem ist die Fachklinik Klosterwald aktives Mitglied in der Bundesarbeitsgruppe Rehabilitation im Wirtschaftsrat der CDU, um auf fehlende Schiedsstellen hinzuweisen und oben benannte kartellrechtliche Fragen anklingen zu lassen. Grundsätzlich sind die Vorgaben der Leistungsträger derzeit zu akzeptieren. Die Vorgehensweise der DRV Bund zur Umsetzung von Bestandsrecht im neuen Vergaberecht muss insofern infrage gestellt werden, als dass Leistungserbringer ohne Wissen über die geplante Vergütungssystematik ab 2026 quasi zu Vertragsunterzeichnungen genötigt wurden. Eine Verweigerung hätte den Belegungsstopp ab dem 1.7.2023 bedeutet, welches reine oder federgeführte DRV-Kliniken in ein wirtschaftliches Aus befördert hätte. Tatsächlich wäre dem nur durch Beendigung der Kooperation mit der DRV zu begegnen gewesen, was Marktaustritten gleichkäme.[22] Rücklagenbildungen gestalten sich für NPO aufgrund ihrer Gemeinnützigkeit als schwierig, da sie an ihre Satzungen zweckgebunden sind.[23] Einrichtungsspezifika sind maßgeblich aus Eigenmitteln zu finanzieren.

Allerdings kann dem drohenden Identitätsverlust durch eine Kombination aus Risikovermeidung, -verminderung und -begrenzung begegnet werden, in dem Personal gebunden, Negativtrends erkannt, Synergien genutzt und Werte fokussiert sowie medienwirksam kommuniziert werden. Die Chance, sich innerhalb des homogenen Marktes abzuheben, ergibt sich aus einem Risiko- und Chancenmanagement, welches im diakonischen Kontext Gemeinwohlaspekte definiert und Kooperationspartner auf dieser Wertebasis auswählt. Beispielhaft sei erneut die Lieferantenbewertung nach DIN EN ISO benannt, die in der Fachklinik Klosterwald Innovationsthemen wie Gemeinwohl und Nachhaltigkeit abfragt.

Quid sequitur?

---

[22] Vgl. DRV Bund (2023b), o. S.
[23] Vgl. Bundesamt für Justiz (2023b), o. S.

5 Risikokontrolle und -kommunikation in KMU

Mit dem Bewusstsein über Risiken und der Risikoklassifizierung sowie -bewertung als Basis braucht es nunmehr die Entscheidung über interne und/oder externe Risikobewältigung. Dem zugrunde muss ein Kontrollsystem liegen, welches an relevante Prozesseigner kommuniziert wird. Für eine Rehabilitationsklinik mit 112 stationären Therapieplätzen sind Maßnahmen wie der Einsatz von CIRS und die Etablierung einer Innenrevision oder gar eines Risikomanagers weder zielführend noch finanzierbar. Frühwarnindikatoren sind eher an Personenkreise als an Technokratie gebunden, wodurch prozessuale Stabilität erschwert wird. Risiko- und Sicherheitsmanagementsysteme in Kliniken fokussieren vorrangig die Abwehr von Personen- und Sachschäden und haben maximal präventiven Charakter. Beispielhaft seien Ausschüsse wie Arbeitssicherheit, Brand- und Datenschutz, Gefahrstoffmanagement sowie Hygienekommissionen benannt. Auch ein strukturiertes Beschwerdemanagement, interne und externe Audits oder der Umgang mit Fehlern bzw. kritischen Ereignissen sind retrospektiv und erfüllen i. d. R. nicht den Anspruch an ein umfassendes Risikokonzept, das ebenso prospektiv ausgerichtet ist und ethische sowie wertezentrierte Maßnahmen beinhaltet.

Zwei Möglichkeiten, die Risikosituation sinnvoll zu beobachten und die Wirksamkeit von gewählten Maßnahmen zu benennen sind das Management Review sowie eine Compliance Richtlinie. Erstgenanntes Review dient der strategischen Risikostratifikation auf Führungsebene; Compliance-Themen hingegen werden nach Vorgaben im operativen Geschäft durch die Mitarbeiter selbst umgesetzt. Beide Regelungen sind verschriftlichte feste Bestandteile des QM-Handbuches und sichern die transparente Darstellung bzw. Weitergabe an das gesamte Personal. Diese Möglichkeiten werden nun anhand der Fachklinik Klosterwald vorgestellt.

5.1 Management Review

Management Reviews eignen sich ausgezeichnet für die systematische und regelmäßige Überprüfung der Wirksamkeit des Management- und Risikosystems. Denn diese Form der Managementbewertung bearbeitet nicht nur aktuelle Probleme sondern ermöglicht die Analyse mittel- und langfristiger Trends und Ergebnisse.[24] Führungskräfte erhalten somit ein qualifiziertes Steuerungsmodul, das neben dem Anspruch auf eine

---

[24] Vgl. Kallmeyer (2021), S. 7; Vgl. Stockfisch (2023d), Anhang, S.1-4.

positive Fehler- und Kritikkultur im Top Management eben auch zukunftsweisende Perspektiven und werteorientierte Ansätze beinhaltet.

Im ersten Schritte werden Themen, deren Schlüsselindikatoren sowie die Zuständigkeiten und die Einheit des Erfüllungsgrades eingegeben. Hierin liegt bereits der Schlüssel für ein holistisches Verständnis, da neben wirtschaftlichen Kennzahlen auch ethische und ideelle Werte Platz finden.

Zunächst werden Themen als Eingabe kategorisiert, Indikatoren (Unterthemen) festgelegt sowie die Zuständigkeiten und Quellen für den Input benannt. Wenn möglich und sinnvoll wird die Bewertungseinheit (z. B. Fristerfüllung, prozentuale oder nominale Kennzahlenerreichung) bestimmt. Hieran schließt sich die interne und externe Kommunikation. Die folgende Übersicht zeigt die definierten Hauptthemen der Fachklinik Klosterwald mit jeweils mindestens einen Indikator auf. Ergänzend werden interne und externe Adressaten und der Informationsfluss benannt.

Nr.	Hauptthema	Indikator(en)	Kommunkation	
			intern	extern
1	Strategische Ausrichtung	Strategie	Aktuelle Stunde	Kooperationspartner
		Leitbild	Aushänge	Leistungsträger, Zuweiser
		Einrichtungs- / Rehakonzept		
2	Ressourcen			
	personell	Mitarbeiterentwicklungsgespräch	Mitarbeiter, MAV	ggf. Fort- und Weiterbildungen
	strukturell	Arbeitszeitordnung	Mitarbeiter, MAV	
	materiell	Rückstellungen Fehlzeiten	Mitarbeiter, MAV	Wirtschaftsprüfer
	EDV	Einführung Software	Mitarbeiter	Schnittstellen Zuweiser etc.
3	Betriebswirtschaftliche Kennzahlen	leistungsgerechte Vergütung	ZBM, Kostenträgerrechnung	Leistungsträger
4	Qualtitätsziele			
	Medizin	Gesundheitsvorträge	Patienten	Kooperationspartner, Zuweiser
	Pflege	Aktuelle Wartungslisten Medizinprodukte und -technik	ASAS	Zertifizierung
	Therapie	Erweiterung der Behandlungsplätze für chronisch mehrfachgeschädigte Patienten	Therapeutisches Team	Leistungsträger
	Verwaltung	Aktualisierung Internetpräsenz	Bereichsleitungen	Bethanien Diakonissen-Stiftung
5	Umsetzung von Vorgaben der Kostenträger	Personalstandsmeldung	Dienststellenleitung, MAV	Leistungsträger
6	Rückmeldung der Leistungsträger und Interessenspartner / Ergebnisse vorhandener Erhebungen			
	Ergebnisse vorhandener Erhebungen	Patientenumfrage deQus	Patienten, Mitarbeiter	Leistungsträger, Patienten und Angehörige, Zuweiser
	Reha-Ergebnisse	PEER Review		Leistungsträger
	Ergebnisse externer Qualitätssicherung	Zertifizierung	Mitarbeiter	Zertifizierer, Verbände
7	Rückmeldung Gäste/ Patienten/ Mitarbeiter			
	Interne Patientenbefragung	Beschwerdemanagement	Formulare, Intranet	
	Interne Mitarbeiterbefragung	Qualitätszirkel - interne Audits	Formulare, Intranet	
	Beschwerdemanagement	Beschwerdemanagement	Briefkasten, Intranet	Gästebuch Internet
	Empfehlungen für Verbesserungen	Ideenbörse	Briefkasten, Intranet	Gästebuch Internet
8	Audits			
	intern	Qualitätszirkel	Mitarbeiter	
	extern	Zertifierungsgesellschaft	Mittleres Management	CertiQ
9	Unterstützende und ausgegliederte Prozesse	Lieferantenbewertung	Bereichsleitungen	
10	Compliance			
	Erfüllung gesetzlicher und behördlicher Anforderungen	Datenschutzmanagementsystem	Mitarbeiter, Aktuelle Stunde	Datenschutzbeauftragter
	Status von Vorbeugemaßnahmen	Hygienemaßnahmen	Mitarbeiter, Patienten	Hygienearzt
	Status von Korrekturmaßnahmen	Auditplan	Mitarbeiter	Zertifizierungsgesellschaft
11	Umgang mit Chancen und Risiken			
	Auswertung fehlerhafter Leistungen und kritischer Ereignisse	Nichtkonformitäten, Beinaheunfälle	Formulare, Intranet	
	Änderungen, die sich auf das QM-System auswirken	neue QM-Software	Mitarbeiter	

Tabelle 5: Management Review der Fachklinik Klosterwald, Quelle: eigene

Diese Übersicht veranschaulicht beispielhaft Indikatoren und Unterkategorien zu den Hauptthemen und deren Kommunikationsmöglichkeiten. Diese beinhalten neben internen strategischen Zielen, Ressourceneinsatz und Kennzahlensteuerung über externe Vorgaben durch Leistungsträger bzw. Gesetzgeber gleichwohl den Abgleich mit Compliance-Themen und den Umgang mit Risiken und Chancen. Die Redundanz der Themen ist beabsichtigt, um die ganzheitliche Perspektive im operativen Geschäft zu gewährleisten. Die Koordination erfolgt über die Dienststellenleitung mittels einer Matrix.

Hierin schließen sich die Ziele des Vor- und des laufenden Jahres, die Bewertung sowie die Ableitung von Handlungsbedarfen und Maßnahmen an. Diese sind eng verschränkt mit der Risikoermittlung, welche bereits oben eingehend beschrieben wurde. Beispielhaft für den präventiven Charakter sei der Punkt 11. Umgang mit Chancen und Risiken durch politisches Engagement benannt. Die Risikoermittlung ergab einen hohen Handlungsbedarf (6 Punkte). Hierüber wurden Soll-Maßnahmen abgeleitet, die zum einen das Budget für Mitgliedsbeiträge plausibilisieren aber auch die zeitlichen Ressourcen und die Aufwendungen für Dienstreisen und Studien etc. festlegen. Als Output konnte neben den Belegungsvorgabe für das ZBM eine leistungsgerechtere Vergütungssatzpauschale auf Basis der Kostenträgerrechnung (Punkt 3. Betriebswirtschaftliche Kennzahlen) mit der DRV Bund verhandelt werden. Das wirtschaftliche Risiko (Vgl. Politik und Marktsegment) konnte erfolgreich durch den Einkauf einer Tagessatzkalkulation durch die Expertenberatung der ZEQ AG auf den Leistungsträger überwälzt werden, da die Entscheidung für ein auskömmliches Arbeiten zur Erfüllung der Vorgaben durch den Leistungsträger nachgewiesen werden konnte.[25]

Schlussendlich runden Zuständigkeiten für die Umsetzung sowie der Ausblick auf das Folgejahr die Managementbewertung ab und sichern die Wirksamkeitskontrolle.

Die Kommunikation einzelner, wesentlicher Themen wird über die Geschäfts- und Zuständigkeitsordnungen der Klinik (z. B. im Jourfixe mit der Mitarbeitervertretung), Sondersitzungen (z. B. mit Bereichsleitungen) aber auch über Informationsveranstaltungen wie die quartalsweise stattfindende Aktuelle Stunde für die gesamte Dienstgemeinschaft gewährleistet.

Innerhalb des Management Reviews wird das Thema Compliance gesondert gezielt definiert. Die Richtlinie der Fachklinik Klosterwald wird daher nachfolgend vorgestellt.

5.2 Compliance Management

Compliance bedeutet ‚in Übereinstimmung mit'. In der Fachklink Klosterwald geht dieses Verständnis weit über steuerliche Themen (Vgl. tax compliance) hinaus. Mit dieser Richtlinie als Bestandteil des QM-Systems werden Verantwortlichkeiten verbindlich

---

[25] Die ZEQ AG ist eine anerkannte Unternehmensberatung im Gesundheitswesen. So dienen Studien zu Kostenträger und Prozesskostenrechnungen den Fachverbänden als Verhandlungsgrundlage in übergeordneten Gremien, z. B. mit der DRV Bund. Weitere Informationen sind auf https://www.zeq.de zu finden.

festgelegt. Damit stellt sie ein geeignetes Mittel für ein transparentes Risikocontrolling durch klar definierte Personen und Positionen dar. Wesentliche Merkmale werden nun auszugsweise vorgestellt; die gesamte Richtlinie ist dem Anhang zu entnehmen.[26]

In der Fachklinik Klosterwald hat sich ein Transparenzgebot etabliert, welches von der Dienststellenleitung gefördert und vorgelebt wird. So werden gleich zu Beginn in der Richtlinie die Verantwortungen und Verpflichtungen der Dienststellenleitung selbst und der Gesellschafter der Bethanien Diakonissen-Stiftung dargestellt. Dem schließt sich die Benennung von externen Unterstützern wie Sicherheitsbeauftragter, Wirtschaftsprüfer oder Datenschutzbeauftragter an. Bereits in diesem Feld wird auf die Risiko-Controlling-Funktion hingewiesen. Darüber hinaus werden Fehlerkultur, Beschwerde- und Kritikmanagement ausführlich benannt. Unter dem Punkt *5. Mitgeltende Dokumente* der Richtlinie erhalten Mitarbeiter die Werkzeuge zur Umsetzung der Vorgaben. So wird der realistische Transfer in die Praxis gewährleistet. Zudem werden die mitgeltenden Dokumente regelmäßig von den Bereichsleitungen auf Grundlage von Neuerungen revidiert. Beispielhaft sei das Hinweisgeberschutzgesetz zu nennen, dessen Umsetzung nun aktuell über das Intranet und Internet erfolgt.[27] Die Richtlinie wird dahingehend angepasst. Zudem wird die Richtlinie um Schwerpunkte im Gemeinnützigkeitsrecht ergänzt.

Ein strukturiertes Compliance Management System kann demnach effizient als Kontrollsystem für definierte Teilbereiche eingesetzt werden. Es verschränkt sich idealerweise mit dem Management Review und ermöglicht die Umsetzung des strategischen Risikocontrollings durch das Top Management in das operative Geschäft der Prozesseigner. Zudem erhebt es den Anspruch auf Aktualität über die beschriebenen Rückmeldemechanismen durch gezielte interne und externe Kommunikation und Information.

6 Schlussfolgerung

Der Aufbau eines holistischen Risikomanagementsystems in medizinischen Rehabilitationskliniken mittlerer Größe ist möglich. Am Beispiel einer Fachklinik für Abhängigkeitserkrankungen konnte ergründet werden, welche Methoden und Mittel zielführend sind, um den speziellen Herausforderungen für KMU und NPO zu begegnen. Die zu-

---

[26] Vgl. Stockfisch (2022), Anhang S. 1-8.
[27] Vgl. Bundesamt für Justiz (2023c), o. S.

nächst negativ bewertete Situation von Mehrfachrollen der Führungskräfte stellt sich aufgrund der Nähe zum operativen Geschäft tatsächlich vorteilhaft für eine proaktive Ableitung von Chancen heraus. Risikoidentifizierung erweist sich als effizient und zielführend durch Einbindung in Besprechungsgremien, z. B. als fester Tagesordnungspunkt. Hierfür eignen sich etablierte Mittel wie beispielsweise das Beschwerdemanagement oder Ideenbörsen. Darüber hinaus kann in Sondersitzungen der leitenden Mitarbeiter tiefer in die Analyse und Bewertung der Risiken vorgedrungen werden. Schnell verständliche und somit umsetzbare Werkzeuge sind Analysen wir Ursache-Wirksamkeitsdiagramme, da sich hieraus per se die Wechselwirkungen und Redundanzen ergeben.

Weiterhin vorteilhaft stellt sich die Zertifizierung nach DIN EN ISO 9001:2015 dar, da hierin strukturierte Vorgaben zur Risikobewertung und -steuerung mittels Risiko-Chancen-Matrix und Schadensermittlung inkludiert sind, so dass Hauptthemen und die Ableitung von geeigneten Maßnahmen festgelegt werden können.

Mittels Management Review und Compliance Richtlinien ist ein gezieltes Risikoreporting möglich, um in der Vielzahl der Risiken die tatsächlich relevanten Treiber ausfindig zu machen. Aus beiden Instrumenten werden weitere verbindliche Anweisungen zur internen Risikoberichtserstattung generiert, wodurch Mitarbeiter für einen bewussten Umgang mit Risiken sensibilisiert werden. Neben der Risikobegrenzung und -prävention lassen sich durch eine positive Fehler- und Kritikkultur chancenrelevante Trends ableiten, die langfristig den Erfolg der Klinik als Arbeitgeber und Leistungserbringer sichern.

Welchen Stellenwert Management Reviews und insbesondere Compliance Richtlinien als Standard im QM-Handbuch von medizinischen Rehabilitationskliniken zur Behandlung von Abhängigkeitserkrankungen einnehmen, könnte Bestandteil einer eigenen, weiterführenden Studie sein. Vorstellbar wäre ein für die stationäre Suchthilfe individuelles Compliance-Handbuch inklusive Risikokonzept, das über das gängige Verständnis vom Risiko- und Sicherheitsmanagement in Kliniken hinausgeht und stärker einrichtungsspezifische Chancen fokussiert.

LITERATURVERZEICHNIS

Monographien

Forster, Thomas / Ulrich, Rainer E. / Ulrich, Immanuel / Gruber, Armin (2021): Unternehmenskrisen erfolgswirksam managen. Strategische Business Transformation als Königsdisziplin, Heidelberg, 2021.

Gleißner, W. (2011): Grundlagen des Risikomanagements im Unternehmen: Controlling, Unternehmensstrategie und wertorientiertes Management, 2. komplett überarbeitete und erweiterte Auflage, München, 2011.

Hunziker, Stefan (2022): Risikomanagement in Unternehmen. Moderne Ansätze im Umgang mit Risiko und Ertrag, Wiesbaden, 2022.

Kallmeyer, Wolfgang (2021): Das integrierte Management-Review. Richtig planen, durchführen und dokumentieren, Köln, 2021.

Kim, Chan W. / Mauborgne, Renée (2016): Der Blaue Ozean als Strategie. Wie man neue Märkte schafft, wo es keine Konkurrenz gibt, 2. und erweiterte Auflage, München 2016.

Meissner, Jens O. / Heike, Michael / Sigrist, Daniel (2023): Organisationsdesign in einer komplexen und instabilen Welt. Einführung in Modelle und Konzepte sowie deren Anwendung, Wiesbaden, 2023.

Beiträge in Sammelwerken

Adzhienko, Vsevolod L. / Soboleva, Svetlana Yu. / Knyazev, Sergey A. / Shestakova, Irina V. / Zavolochkina, Ksenia A. (2023): The Lateral Strategy of University Development in the BANI World. in: Popkova, Elena G. / Sergi, Bruno S. (Hrsg.): Anti-Crisis Approach to the Provision of the Environmental Sustainability of Economy, Singapore, S. 53-62.

Firmenschriften

Stockfisch, Verena (2022): Compliance Richtlinie der Fachklinik Klosterwald gGmbH, siehe Anhang S. 1-8.

Stockfisch, Verena (2023a): Lieferantenbewertung der Fachklinik Klosterwald gGmbH, siehe Anhang S.1-3.

Stockfisch, Verena (2023b): Leitbild der Fachklinik Klosterwald gGmbH, siehe Anhang S.1.

Stockfisch, Verena (2023c): Risikoermittlung der Fachklinik Klosterwald gGmbH, siehe Anhang S.1

Stockfisch, Verena (2023d): Management Review der Fachklinik Klosterwald gGmbH, siehe Anhang S. 1-4.

Stockfisch, Verena / Kern, Christoph / Riemer, Nikolaus / Köber, Diana (2023): Risikoermittlung mittels Ishikawa-Diagramms, siehe Anhang S. 1.

Internetquellen

Bethanien DiakonissenStiftung (2023): Webseite – Im Dienst für Menschen. URL: https://www.bethanien-stiftung.de, abgerufen am 11.6.2023.

Borges, Peter / Zimolong, Agnes (2015): Investitionsbedarf in der medizinischen Rehabilitation. Ergebnisse einer Befragung. URL: https://www.aktiva-gesundheitswesen.de/fileadmin/user_upload/publikationen/aktiva-investionsbedarf_reha-2015.pdf, abgerufen am 4.10.2023.

Borges, Peter / Zimolong, Agnes / Radtke, Maarten (2018): Was kostet die Rehabilitationsleistung? – Kostenberechnung auf Basis struktureller Anforderungen in der gesetzlichen Krankenversicherung. URL: https://www.degemed.de/wp-content/uploads/2018/05/aktiva-Gutachten-2018.pdf, abgerufen am 12.3.2023

Bundesministerium für Justiz (2023a): Gesetz zur wirtschaftlichen Sicherung der Krankenhäuser und zur Regelung der Krankenhauspflegesätze (Krankenhausfinanzierungsgesetz - KHG) - § 3 Anwendungsbereich. URL: https://www.gesetze-im-internet.de/khg/__3.html, abgerufen am 4.10.2023

Bundesamt für Justiz (2023b): Abgabenordnung (AO) - § 62 Rücklagen und Vermögensbildung. URL: https://www.gesetze-im-internet.de/ao_1977/__62.html, abgerufen am 4.10.2023.

Bundesamt für Justiz (2023c): Gesetz für einen besseren Schutz hinweisgebender Personen (Hinweisgeberschutzgesetz - HinSchG). URL: https://www.gesetze-im-internet.de/hinschg/BJNR08C0B0023.html, abgerufen am 4.10.2023.

de Maizière, Thomas (2023): „Denken zu viel an sich": Kirchentagspräsident de Maizière kritisiert junge Generation. URL: https://www.rnd.de/politik/kirchentagspraesident-de-maiziere-kritisiert-anspruchshaltung-der-jungen-generation-N6RWXLRAFJNF5B2CP3PLHJPRLQ.html, abgerufen am 10.6.2023.

Degemed (2023): Finanzierungsvereinbarung zur Telematikinfrastruktur in der Reha. URL: https://www.degemed.de/finanzierungsvereinbarung-zur-telematikinfrastruktur-in-der-reha, abgerufen am 4.10.2023.

DRV Bund (2023a): Starke Kliniken für Ihre Gesundheit. URL: https://www.klinikgruppe-drv-bund.de/DE/home/home_node.html, abgerufen am 4.10.2023.

DRV Bund (2023b): Basis-Informationen zu den neuen Regelungen im Beschaffungsverfahren. Rehabilitation im Wandel - alles Wichtige für Leistungserbringer. URL: https://www.deutsche-rentenversicherung.de/DRV/DE/Experten/Infos-fuer-Reha-Anbieter/beschaffung_med_reha_leistungen/beschaffung_med_reha_leistungen.html, abgerufen am 4.10.2023.

Gemeinsamer Bundesausschuss (2023): Plenum. URL: https://www.g-ba.de/ueber-den-gba/wer-wir-sind/plenum/, abgerufen am 4.10.2023.

Mauritz, Sebastian (2022): BANI statt VUCA – Die neue Welt. URL: https://www.resilienz-akademie.com/bani-statt-vuca-die-neue-welt/, abgerufen am 6.9.2023.

Schmilgus, Antje (2023): Qualitätsmanagement in der Rehabilitation. Die Angebote der Degemed. URL: https://www.degemed.de/wp-content/uploads/2018/02/Qualit%C3%A4tsmanagement-in-der-Rehabilitation-Die-Angebote-der-DEGEMED.pdf, abgerufen am 22.9.2023.

Welti, Felix / Fuchs, Harry / Köster, Philipp (2019): Rechtsgutachten. Das Leistungser-bringungsrecht des SGB IX: Rechtlicher Rahmen für Verträge zwischen Diensten und Einrichtungen und Rehabilitationsträgern (§ 21 SGB IX). URL: https://www.agmedreha.de/themen/gutachten-%C2%A7-21-sgb-ix/, abgerufen am 4.10.2023.

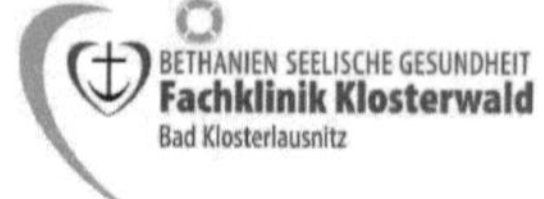

1. Zweck

Diese Verfahrensbeschreibung (VB) dient der Bewertung von extern bereitgestellten Prozessen, Produkten und Dienstleistungen nach DIN EN ISO 9001:2015.

2. Geltungsbereich

sämtliche Mitarbeiter und Beschäftigte der Fachklinik Klosterwald gGmbH

3. Verantwortlichkeiten

Qualitätsmanagementbeauftragter
Geschäftsführung
Dienststellenleitung
Bereichsleitungen

4. Festlegungen

4.1 Kriterien

Die Lieferantenbewertung in der Fachklinik erfolgt über die Bereichsleitungen in einer definierten Matrix. Im ersten Schritt erfolgt die Bewertung wie folgt:

				Erfüllungsgrad	Gewichtung	Bewertung
1.	Qualität	1.1.	Bewertung der Qualität der gelieferten Ware		70%	0,00%
		1.2.	Anzahl der Reklamationen		30%	
2.	Zuverlässigkeit	2.1.	Pünktlichkeit der Anlieferungen		40%	0,00%
		2.2.	Vollständigkeit der Lieferungen		60%	
3.	Preis	3.1.	Preistransparenz (z.B. Ankündigung von Preiserhöhungen)		50%	0,00%
		3.2.	Bewertung der Lieferkonditionen		50%	
4.	Service	4.1.	Reaktionszeit auf Sonderanforderungen		60%	0,00%
		4.2.	Erreichbarkeit des Lieferanten		40%	
					Gesamtbewertung:	**0,00%**

*Die Felder in der hell orange bitte ausfüllen

Für die Bewertung der für die Kernarbeit relevanten extern bereitgestellten Prozesse, Produkte und Dienstleistungen gelten folgende Kriterien in der Fachklinik:

- Qualität
    - Bewertung der Qualität der gelieferten Waren und Dienstleistungen
    - Anzahl der Reklamationen (Zufriedenheit = 0%)
- Zuverlässigkeit
    - Pünktlichkeit
    - Vollständigkeit
- Preis
    - Preistransparenz (z. B. Preiserhöhungen)
    - Bewertung der Lieferkonditionen (z. B. Skonto)

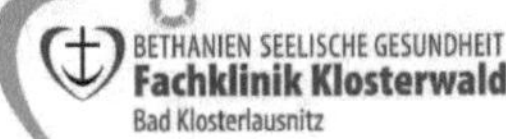

- Service
    o Reaktionszeit auf Sonderanfragen / -anforderungen
    o Erreichbarkeit des Lieferanten

Der Erfüllungsgrad wird von den Bereichsleitungen individuell festgelegt, da hier berufstypische Unterscheidungen in der Prioritätensetzung wichtig und wertvoll sind.

Achtung: Im Feld Reklamationen muss die Bewertung für den Erfüllungsgrad die Bewertung im Umkehrschluss erfolgen. Bei absoluter Zufriedenheit ist 0% einzutragen.

Die folgenden beiden Kriterien werden gesondert beantwortet und fließen nicht in die Bewertung ein, da sie oftmals schwer einzuschätzen bzw. abzufragen sind. Bei Kenntnis hierüber sind sie allerdings wichtig für Entscheidungen für oder gegen Kooperationspartner.

- Innovation
    o Nachhaltigkeit (z. B. Ökostrom, Hinweis auf Neuerungen)
    o Gemeinwohl (z. B. menschwürdige Arbeitsbedingungen)

5.	Innovation	5.1.	Ist das Unternehmen bewusst / transparent nachhaltig?		50%	0,00%
		5.2.	Legt das Unternehmen Wert auf Gemeinwohlaspekte?		50%	

Der Erfüllungsgrad ist hier festgelegt und beträgt jeweils 50%.

Parallel erfolgt die Bewertung über Qualitätszahlen, soweit als möglich.

Monat	Gelieferte Menge [Stück / kg]	Fehlerhafte Menge [Stück / kg]	QKZ [%]
Januar	1.200	60	95,00
Februar	990	43	95,66
März	1.332	9	99,32
April	3.000	700	76,67
Monat	6.042	122	97,98
Mai	1.002	54	94,61
Juni	3.221		100,00
Juli	2.344		100,00
August	2.364		100,00
Monat	877	100	88,60
September	5.302		100,00
Oktober	6.654		100,00
November	3.456		100,00
Dezember	3.244		100,00
Summe	**41.028**	**1.088**	**97,35**

Aus der Summe der harten und weichen Faktoren ergibt sich dann der Status des Lieferanten (A – D).

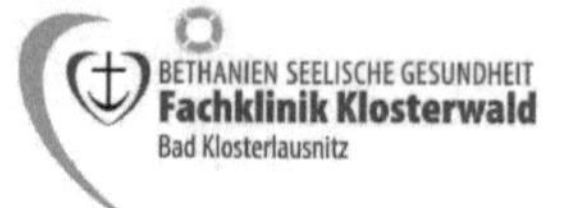

4.2 Abgeleitete Maßnahmen

Die in den jeweiligen Bereichen erfolgten Bewertungen werden im Dokument D.5_2 Lieferantenübersicht dargestellt.

A-Lieferanten erhalten eine Wertschätzung bzw. Gratifikation.
B-Lieferanten werden beobachtet.
C-Lieferanten werden vom Bereichsleiter für Verbesserungspotentiale kontaktiert.
D-Lieferanten erhalten einmalig die Chance zur Verbesserung; andernfalls wird ein Wechsel angestrebt.

Bewertungen können auch durch Teamsitzungen, Besprechungsgremien, Projektgruppen oder durch externe Berater vorgenommen werden. Hierüber ist Auskunft zu geben.

Die Lieferantenmatrix fließt in das Management Review ein.

Aus den Handlungsbedarfen sind ggf. Qualitätsvereinbarungen mit den Lieferanten zu treffen.

5. Mitgeltende Dokumente
9.1_2 Übersicht der Lieferanten
D.5_1 Lieferantenmatrix
D.5_2 Lieferantenübersicht

6. Qualitätsaufzeichnungen
Management Review
Qualitätsvereinbarungen für Lieferanten und Partner

Unsere Mission

Wir bieten Menschen in ihrer jeweiligen persönlichen Situation Unterstützung, Beratung oder Begleitung. Dazu betreiben wir alleine oder mit diakonischen Partnern Einrichtungen in Gesundheitswesen, Pflege, Bildung, Betreuung und Seelsorge. Die uns anvertrauten Menschen nehmen wir an in der Einheit von Leib, Seele und Geist und gehen achtsam mit ihnen und miteinander um. Zu einer Welt, in der Menschen füreinander da sind, wollen wir beitragen und laden dazu ein.

Unsere Wurzeln

Wir setzen die Arbeit der Diakoniewerke Bethanien (gegründet 1874) und Bethesda (gegründet 1886) fort. Dies tun wir in Wertschätzung und Dankbarkeit für die Arbeit der vielen Diakonissen, die unser Werk mit aufgebaut haben.

Die Bethanien Diakonissen-Stiftung ist eine steuerbegünstigte Stiftung, die der Evangelisch-methodistischen Kirche verbunden und zugeordnet ist.

Krankenhäuser

Pflegeheime

Seniorenresidenzen

Seelsorge

Seelische Gesundheit   Jugendhilfe   Kitas   Sternenkinder

Unsere Leitlinien

Offenheit der Angebote

In der Weite christlicher Nächstenliebe sind unsere Angebote offen für alle Menschen in der Vielfalt von Alter, Geschlecht, Hautfarbe, Religion, Herkunft und sozialem Status.

Dienstgemeinschaft

Wir verstehen uns als Dienstgemeinschaft, in der sich alle im Dienst für die Nächsten einsetzen. Wir begegnen einander in Wertschätzung unabhängig von der Stellung. Unterschiedliche Begabungen, Grenzen oder Standpunkte nehmen wir als Reichtum wahr. In unserer Dienstgemeinschaft kommunizieren wir transparent.

Nachhaltiges Wirtschaften

Durch schonenden und verantwortungsvollen Umgang mit Ressourcen aller Art wollen wir die Schöpfung bewahren und die langfristige Erfüllung unseres Auftrags sichern.

Kooperationen

Wir kooperieren insbesondere mit kirchlich-diakonischen Partnern und vernetzen uns auch mit anderen, um unseren Auftrag für die Menschen gut zu erfüllen.

Professionalität und Qualität

Die Qualität unserer Arbeit fördern wir durch die Fort- und Weiterbildung unserer Mitarbeitenden und durch regelmäßige Reflexion unserer Arbeit.

Wachstum und Entwicklung

Wir wachsen nicht um der Größe willen, sondern um erkannten Nöten mit unseren Möglichkeiten zu begegnen. Wir entwickeln uns im Sinne unserer Mission weiter.

Ursache- Wirkungs-Diagramm der Fachklinik Klosterwald

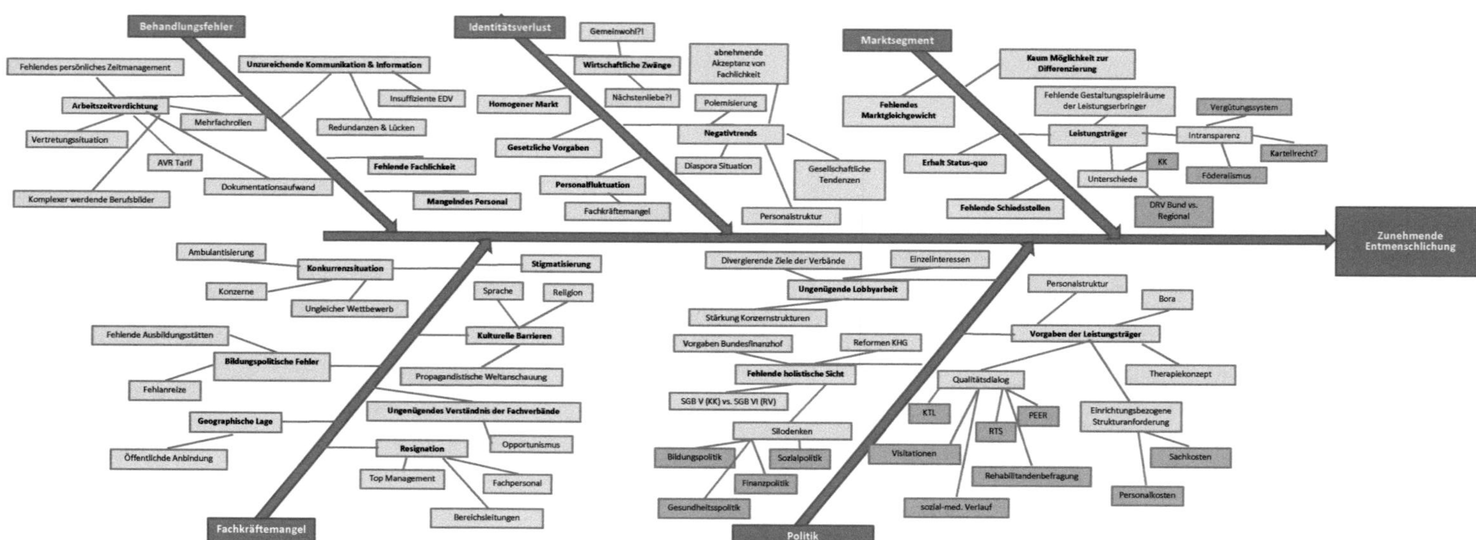

Lfd. Nr.	Prozess	Beurteilung - Auswirkung des Schadens & Eintrittswahrscheinlichkeit								Handlungsbedarf
		Betroffene Prozesse	Gefährdung Rehaerfolg	Personengefährdung	Betrieb	Sachschäden	Betriebswirtschaftliches Ergebnis	Image	Chance	
I	**Behandlungsfehler** Arbeitszeitverdichtung Mangelndes Personal Fehlende Fachlichkeit Unzureichende Kommunikation & Information	mittel	mittel	mittel	mittel	schwer	mittel	schwer	erheblich	6
II	**Fachkräftemangel** Konkurrenzsitzation Bildungspolitische Fehler Geographische Lage Kulturelle Barrieren Stigmatisierung Ungenügendes Verständnis der Fachverbände Resignation	schwer	schwer	mittel	schwer	schwer	schwer	schwer	erheblich	9
III	**Politik** Vorgaben der Leistungsträger Fehlende holistische Sicht Ungenügende Lobbyarbeit	mittel	schwer	mittel	schwer	mittel	schwer	schwer	erheblich	6
IV	**Marktsegment** Leistungsträger Kaum Möglichkeit zur Differenzierung Fehlende Schiedsstellen Fehlendes Marktgleichgewicht Erhalt Status-quo	mittel	gering	gering	gering	gering	mittel	mittel	spürbar	4
V	**Identitätsverlust** Personalfluktuation Negativtrends Homogener Markt Wirtschaftliche Zwänge Gesetzliche Vorgaben	schwer	gering	gering	schwer	mittel	schwer	mittel	spürbar	4

Risikoermittlung am 21.9.2023 in Sondersitzungen der Klinikleitung

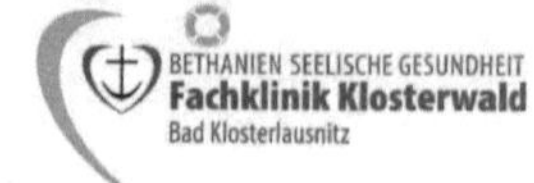

1. Zweck

Die Managementbewertung (MMB) dient der Qualitätsevaluation auf Leitungsebene.

Die interne Managementbewertung überprüft einmal jährlich, ob das QM-System geeignet ist, die Qualitätspolitik und die Qualitätsziele der Einrichtung zu realisieren und die Anforderungen entsprechend weiterzuentwickeln.

Die Einführung eines Qualitätsmanagementsystems ist eine strategische Entscheidung einer Organisation und hilft die Gesamtleistung der Organisation zu steigern, definiert klare Strukturen und bildet die Basis für nachhaltige Entwicklungsinitiativen.

Grundlage der Bewertung für die Fachklinik Klosterwald ist der DEGEMED Auditleitfaden Kapitel 7.5.1.

2. Geltungsbereich

Fachklinik Klosterwald gGmbH

3. Verantwortlichkeiten

Geschäftsführung
Klinikleitung

4. Festlegungen

4.1 Theoretische Grundlagen

Mit der Übernahme des Management Reviews auf Basis des DEGEMED Auditleitfadens 6.0 verpflichtet sich die Klinikleitung der Fachklinik Klosterwald zur verbindlichen, dokumentierten, strukturierten und somit nachvollziehbaren Übernahme von Führungsverantwortung. Hierbei spielen zum einen interne Qualitätsziele und somit die Festlegung der Qualitätspolitik und die daraus resultierende Kommunikation eine wesentliche Rolle. Die Umsetzung erfolgt durch die Bestimmung eines Qualitätsmanagementbeauftragten (QMB), die Ernennung eines Lenkungskreises zur Festlegung der Qualitätsziele, die Abbildung der Befugnisse und die (Weiter-) Entwicklung eines Leitbildes. Zum anderen richtet sich der Fokus auf interessierte Parteien sowie Kooperationspartner und die Erfüllung gesetzlicher/behördlicher Anforderungen und deren transparente Kommunikation ins Team.

Gleichsam ermöglicht das Management Review der Leitung einen differenzierten Blick auf das QM-System und bietet somit verbesserte Möglichkeiten der Einrichtung bezüglich der Ausgestaltung des QM-Systems und einer stärkeren Ausrichtung an der Strategie. Durch die Bestimmung des Kontexts der Einrichtung mit Blick auf interessierte Parteien und Kooperationspartner ist die stetige aktuelle Anpassung des QM-Systems an relevante Anforderungen strukturiert möglich.

4.2 Umsetzung in der Praxis

Das Management Review der Fachklinik Klosterwald beinhaltet folgende Themenschwerpunkte:

- Strategische Ausrichtung
  - Strategie
  - Leitbild
  - Einrichtungs- / Reha-Konzept
- Ressourcen
  - Personell, strukturell, materiell

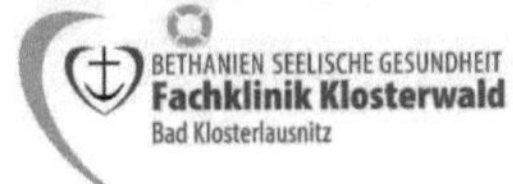

- o EDV
- Betriebswirtschaftliche Kennzahlen
- Qualitätsziele
- Umsetzung von Vorgaben der Kostenträger
- Rückmeldung der Leistungsträger und Interessenspartnern
  - o Ergebnisse vorhandener Erhebungen
  - o Reha-Ergebnisse
  - o Ergebnisse externer Qualitätssicherung
- Rückmeldung Gäste/Patienten/Mitarbeiter
  - o Interne Patientenbefragung
  - o Interne Mitarbeiterbefragung
  - o Beschwerdemanagement
  - o Empfehlungen für Verbesserungen
- Audits
  - o Intern
  - o extern
- Unterstützende und ausgegliederte Prozesse
- Compliance
  - o Erfüllung gesetzlicher und behördlicher Anforderungen
  - o Status von Vorbeugemaßnahmen
  - o Status von Korrekturmaßnahmen
- Umgang mit Chancen und Risiken
  - o Auswertung fehlerhafter Leistungen und kritischer Ereignisse
  - o Änderungen, die sich auf das QM-System auswirken

4.3 Strukturierte Dokumentation

Die unter 4.2 benannten Themenschwerpunkte werden für die Bewertung zunächst strukturiert in einer Matrix erfasst (geclustert) wie folgt erfasst:

- Indikator, z. B. SWOT-Analyse in der Kategorie Strategische Ausrichtung
- Zuständigkeit für Input, z. B. Klinikleitung
- Quelle für Input, z. B. Leistungsträger
- Einheit, z. B. Fristen.

Folgend schließt sich die Dokumentation der Ziele und deren Erreichungsgrad an:

- Vergleichsjahre IST – SOLL
- Ziel laufendes Jahr

In der Bewertung werden Informationen gegeben zu:

- Hinweise/Erläuterungen
- SOLL laufendes Jahr
- Handlungsbedarf
- Maßnahmen
- Zuständigkeit für die Umsetzung

Die Bewertung der Handlungsbedarfe und die daraus abgeleiteten Maßnahmen erfolgt ebenfalls strukturiert in Verbindung mit einer Risiken-und-Chancen-Matrix.

Die Risikoermittlung erfolgt durch die Klinikleitung in festgelegten außerordentlichen Leitungssitzungen mit dem Ziel einer objektiven bzw. objektivierten Bewertung der Situation und ggf. Ableitung von neuen Qualitätszielen.

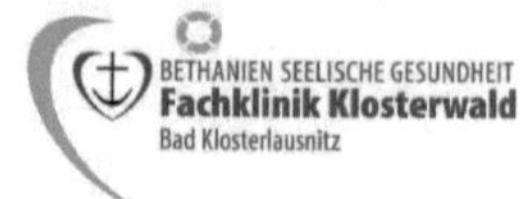

Eingaben				
Lfd. Nr.	**interne/externe/marktbezogene Themen bzw. Prozesse**	**Betroffene Prozesse**	**Risiken (R) Chancen (Ch)**	**Begründung**

Die Klinikleitung bewertet die Risiken und Chancen und legt bei der Einstufung fest, ob sie aktuellen Handlungsbedarf sieht, oder das Thema noch beobachten möchte.

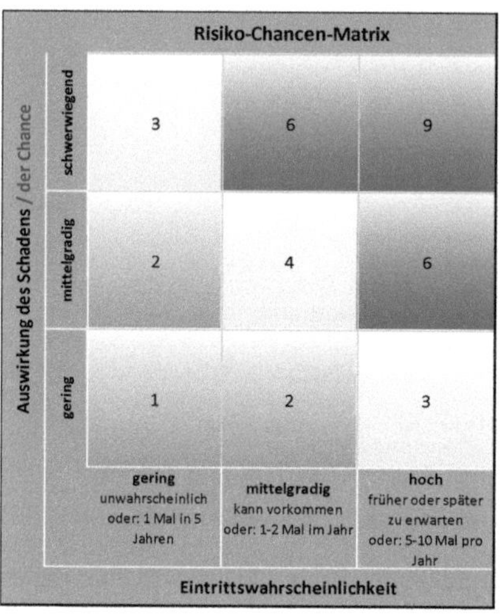

	Auswirkung des Schadens							**... der Chance**
schwerwiegend	die Klinik kann ihrem Rehabilitations-auftrag nicht mehr nachkommen	der gesundheitliche Zustand des Patienten wird durch die Reha verschlechtert	Personen sind in Lebensgefahr	Betriebsunter-brechung > 4 Stunden	Schäden nicht mehr durch Versicherungen gedeckt	erhebliche Auswirkungen auf das betriebs-wirtschaftliche Ergebnis	schwerer Imageschaden	erhebliche Auswirkung
mittelgradig	Kern- u/o Schlüsselprozesse sind in wesentlichem Umfang gestört	der Rehaerfolg ist gefährdet	die Gesundheit von Personen ist gefährdet	Betriebsunter-brechung 1 - 4 Stunden	Schäden durch Versicherungen gedeckt	spürbare Auswirkungen auf das betriebs-wirtschaftliche Ergebnis	mittlerer Imageschaden	spürbare Auswirkung
gering	nur unterstützende Prozesse sind betroffen	keine Gefährdung des Rehaerfolges	keine Personen-gefährdung	Betriebsunter-brechung < 1 Stunde	Schäden im Bereich des Selbstbehalts der Versicherungen	keine oder kaum Auswirkungen auf das betriebs-wirtschaftliche Ergebnis	kein Imageschaden	keine oder nur geringfügige Auswirkung
	Betroffene Prozesse	**Gefährdung des Rehaerfolgs**	**Personen-gefährdung**	**Betrieb**	**Sachschäden**	**Betriebswirt-schaftliches Ergebnis**	**Image**	**Chance**

Bei der abschließenden Wirksamkeitsprüfung wird eruiert, welche Maßnahmen zur Risikoverringerung oder gar -eliminierung dienlich waren und welche Chancen sich ergeben.

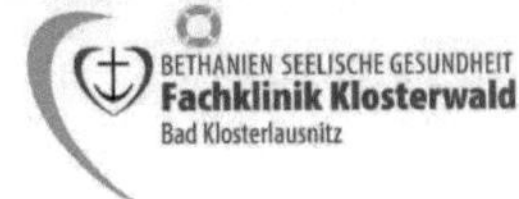

Die Management Bewertung der Leitung selbst, erfolgt durch externe Audits. Die MMB-Matrix ist im Ordner der Klinikleitung verfügbar; Vorgängerversionen werden bei der Geschäftsührung archiviert.

5. Mitgeltende Dokumente

Managementbewertung – Matrix
Beschwerdemanagement – Matrix
Datenschutzmanagement – Matrix

6. Qualitätsaufzeichnungen

DIN EN ISO 9001:2015
Leitfaden Degemed 6.1

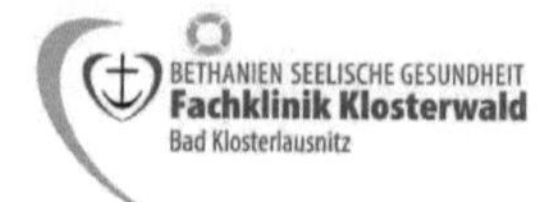

1. Zweck

Die vorliegenden Rahmenbedingungen zur Unternehmens-Compliance legen die Compliance-Leitlinien der Fachklinik Klosterwald gemeinnützige GmbH fest. Diese Leitlinien sind von den Verantwortlichen zwingend einzuhalten.
Das Vertrauen unserer Patienten und Mitarbeiter sowie Kooperationspartner, Kunden und der Öffentlichkeit in die Leitung und Überwachung unseres Unternehmens soll mit der Einhaltung unserer Compliance-Rahmenbedingungen gefördert werden.

2. Geltungsbereich

Fachklinik Klosterwald gGmbH

3. Verantwortlichkeiten

Sämtliche Mitarbeiter

4. Festlegungen

4.1. Leitung und Überwachung des Unternehmens

Geschäftsführung und Gesellschafter sind verpflichtet, im Einklang mit den Prinzipien der sozialen Marktwirtschaft und des diakonischen Auftrags für den Bestand des Unternehmens und seine nachhaltige Wertschöpfung zu sorgen (Unternehmensinteresse).

Die Geschäftsführung leitet das Unternehmen in eigener Verantwortung. Die Mitglieder der Geschäftsführung tragen gemeinsam die Verantwortung für die Unternehmensleitung. Sie sind einzelunterschriftsberechtig.
Die Gesellschafterversammlung bestellt, überwacht und berät die Geschäftsführung und ist in Entscheidungen, die von grundlegender Bedeutung für das Unternehmen sind, unmittelbar eingebunden.

4.2 Zusammenwirken von Geschäftsführung und Gesellschafterversammlung

Geschäftsführung und Gesellschafterversammlung arbeiten zum Wohle des Unternehmens eng zusammen.

Die Geschäftsführung stimmt die strategische Ausrichtung des Unternehmens mit der Gesellschafterversammlung ab und erörtert mit ihr in regelmäßigen Abständen den Stand der Strategieumsetzung. Für Geschäfte von grundlegender Bedeutung legen die Satzung oder die Gesellschafterversammlung Zustimmungsvorbehalte zugunsten der Gesellschafter fest. Hierzu gehören Entscheidungen oder Maßnahmen, die die Vermögens-, Finanz- oder Ertragslage des Unternehmens grundlegend verändern.

Die ausreichende Informationsversorgung der Gesellschafter ist gemeinsame Aufgabe von Geschäftsführung und Gesellschafter. Die Geschäftsführung informiert die Gesellschafter regelmäßig quartalsweise, zügig und umfassend über alle für das Unternehmen relevanten Fragen der Planung, der Geschäftsentwicklung, der Risikolage, des Risikomanagements und der Compliance. Sie gehen auf Abweichungen des Geschäftsverlaufs von den aufgestellten Plänen und Zielen unter Angabe von Gründen ein. Die Gesellschafter haben die Informations- und Berichtspflichten der Geschäftsführung näher festzulegen. Berichte der Geschäftsführung an die Gesellschafter sind in der Regel in Textform zu erstatten. Entscheidungsnotwendige Unterlagen, insbesondere der Jahresabschluss und der Prüfungsbericht, werden den Mitgliedern der Gesellschafterversammlung möglichst

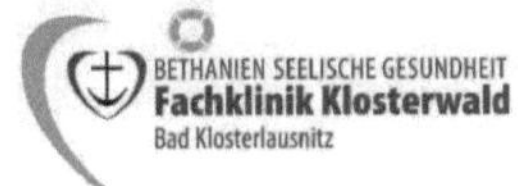

rechtzeitig vor der Sitzung zugeleitet. Einmal jährlich erfolgt zudem die Berichterstattung durch die gesamte Dienststellenleitung (Pflegedienstleiterin, Therapeutischer Leiter) an die Gesellschafterversammlung. Sie sind zu Beginn der Sitzung – regelhaft im IV. Quartal eines Kalenderjahres – eingeladen.

Gute Unternehmensführung setzt eine offene Diskussion zwischen Geschäftsführung und den Gesellschaftern voraus. Die umfassende Wahrung der Vertraulichkeit ist dafür von entscheidender Bedeutung.

Alle Organmitglieder stellen sicher, dass die von ihnen eingeschalteten Mitarbeiter die Verschwiegenheitspflicht in gleicher Weise einhalten.

Geschäftsführung und Gesellschafter beachten die Regeln ordnungsgemäßer Unternehmensführung. Verletzen sie die Sorgfalt eines ordentlichen und gewissenhaften Geschäftsführers bzw. Mitglieds der Gesellschafterversammlung schuldhaft, so haften sie der Gesellschaft gegenüber auf Schadensersatz. Bei unternehmerischen Entscheidungen liegt keine Pflichtverletzung vor, wenn das Mitglied von Geschäftsführung oder Gesellschafterversammlung vernünftigerweise annehmen durfte, auf der Grundlage angemessener Information zum Wohle der Gesellschaft zu handeln (Business Judgement Rule).

Die Gewährung von Krediten des Unternehmens an Mitglieder der Dienststellenleitung und der Gesellschafterversammlung sowie ihre Angehörigen bedarf der Zustimmung der Gesellschafter.

4.3 Geschäftsführung

4.3.1 Aufgaben und Zuständigkeiten

Die Geschäftsführung leitet das Unternehmen in eigener Verantwortung im Unternehmensinteresse, also unter Berücksichtigung der Belange der Gesellschafter, seiner Arbeitnehmer und der sonstigen dem Unternehmen verbundenen Gruppen (Stakeholder) mit dem Ziel nachhaltiger Wertschöpfung und Einhaltung des diakonischen Auftrags.
Die Geschäftsführung entwickelt die strategische Ausrichtung des Unternehmens, stimmt sie mit den Gesellschaftern ab und sorgt für ihre Umsetzung.

Die Geschäftsführung hat für die Einhaltung der gesetzlichen Bestimmungen und der unternehmensinternen Richtlinien zu sorgen (Compliance).

Die Geschäftsführung sorgt für ein angemessenes Risikomanagement und Risikocontrolling im Unternehmen. Dies erfolgt über die regelmäßige Management Bewertung nach DIN EN ISO 9001:2015.

4.3.2 Zusammensetzung und Vergütung

Die Geschäftsführung besteht aus einer kaufmännischen und einer medizinischen Geschäftsführung, welche jeweils einzelunterschriftsbevollmächtig sind. Eine Geschäftsordnung hat die Arbeit der Geschäftsführung, insbesondere die Ressortzuständigkeiten der beiden Geschäftsführer und die der Gesamtgeschäftsführung vorbehaltenen Angelegenheiten zu regeln.

Die Gesellschafter setzen auf Vorschlag des Gremiums, das die Geschäftsführerverträge behandelt, die Gesamtvergütung der einzelnen Mitglieder fest, beschließen und überprüfen regelmäßig das Vergütungssystem für die Geschäftsführung.

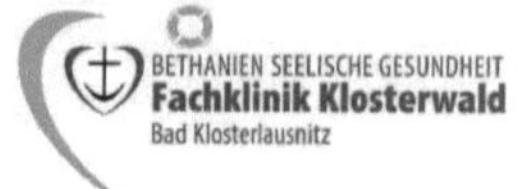

Die Gesamtvergütung der Geschäftsführer umfasst die monetären Vergütungsteile, die Versorgungszusagen, die sonstigen Zusagen, insbesondere für den Fall der Beendigung der Tätigkeit, Nebenleistungen jeder Art und Leistungen von Dritten, die im Hinblick auf die Geschäftsführungstätigkeit zugesagt oder im Geschäftsjahr gewährt wurden.

Die Vergütungsstruktur ist auf eine nachhaltige Unternehmensentwicklung auszurichten. Die monetären Vergütungsteile sollen sich an der AVR EmK orientieren. Sämtliche Vergütungsteile müssen für sich und insgesamt angemessen sein und dürfen insbesondere nicht zum Eingehen unangemessener Risiken verleiten.

Der Vorsitzende der Gesellschafterversammlung hat die Gesellschafter über die Grundzüge des Vergütungssystems und deren Veränderung zu informieren.

Die Gesamtvergütung eines jeden Geschäftsführers wird, aufgeteilt nach fixen und variablen Vergütungsteilen, unter Namensnennung offen gelegt. Gleiches gilt für Zusagen auf Leistungen, die einem Mitglied der Geschäftsführung für den Fall der vorzeitigen oder regulären Beendigung der Tätigkeit als Geschäftsführungsmitglied gewährt oder die während des Geschäftsjahres geändert worden sind.

4.3.3 Interessenkonflikte

Geschäftsführung und Dienststellenleitung unterliegen während ihrer Tätigkeit für das Unternehmen einem umfassenden Wettbewerbsverbot. Sie dürfen im Zusammenhang mit ihrer Tätigkeit weder für sich noch für andere Personen von Dritten Zuwendungen oder sonstige Vorteile fordern oder annehmen oder Dritten ungerechtfertigte Vorteile gewähren.

Die Geschäftsführung ist dem Unternehmensinteresse und dem Leitbild verpflichtet. Kein Geschäftsführer darf bei seinen Entscheidungen persönliche Interessen verfolgen und Geschäftschancen, die dem Unternehmen zustehen, für sich nutzen.

Jeder Geschäftsführer hat alle Interessenkonflikte untereinander und den Gesellschaftern gegenüber unverzüglich offenzulegen. Alle Geschäfte zwischen dem Unternehmen einerseits und der Geschäftsführung sowie ihnen nahestehenden Personen oder ihnen persönlich nahestehenden Unternehmungen andererseits haben branchenüblichen Standards zu entsprechen. Wesentliche Geschäfte sollen der Zustimmung der Gesellschafter bedürfen.

Geschäftsführer sollen Nebentätigkeiten, insbesondere Aufsichtsratsmandate außerhalb des Unternehmens, nur mit Zustimmung der Gesellschafter übernehmen.

4.3.4 Abschlussprüfung

Auf Vorschlag der Geschäftsführung bestimmt die Gesellschafterversammlung den Wirtschaftsprüfer zur Jahresabschlussprüfung.

Die Geschäftsführung erteilt dem Abschlussprüfer den Prüfungsauftrag und trifft mit ihm die Honorarvereinbarung.
Die Geschäftsführung vereinbart, dass der Abschlussprüfer über alle für die Aufgaben der Geschäftsführung wesentlichen Feststellungen und Vorkommnisse unverzüglich berichtet, die sich bei der Durchführung der Abschlussprüfung ergeben. Die Geschäftsführung hat eine Vollständigkeitserklärung gegenüber dem Wirtschaftsprüfer abzugeben.

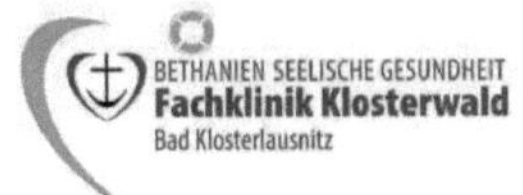

Die Gesellschaftsversammlung vereinbart, dass der Abschlussprüfer sie informiert bzw. im Prüfungsbericht vermerkt, wenn er bei Durchführung der Abschlussprüfung Tatsachen feststellt, die eine Unrichtigkeit der von Geschäftsführung und Gesellschaftern abgegebenen Erklärung zum Kodex ergeben.

Der Abschlussprüfer stellt im Rahmen der Prüfungen des Jahresabschlusses fest, ob die Gesellschaft den Pflichten nach dem GWG nachgekommen ist.

4.4. Überblick zu Compliance und ausgewählten Beauftragungen

Im Folgenden werden die verpflichteten Beauftragten zur Unterstützung besonderer Tätigkeiten und Aufgaben in der Fachklinik benannt und kurz beschrieben.

4.4.1 Sicherheitsingenieur und Sicherheitsbeauftragter

Die Fachkraft für Arbeitssicherheit hat als externer Sicherheitsingenieur keine Weisungsbefugnis, sondern berät die Geschäftsführung zu allen Themen der Arbeitssicherheit einschließlich der menschengerechten Gestaltung der Arbeit.

Der Sicherheitsingenieur berät und unterstützt die Geschäftsführung unter anderem bei der:
- Gestaltung von Arbeitsabläufen und Arbeitsplätzen
- Beschaffung von technischen Arbeitsmitteln sowie von Persönlichen Schutzausrüstungen
- Beurteilung von Arbeitsbedingungen (Gefährdungsbeurteilung).

Er führt regelmäßig Begehungen im Jahr durch, um Ursachen von Arbeitsunfällen zu untersuchen und die Geschäftsführung auf Mängel hinzuweisen. Des Weiteren schlägt er Maßnahmen zur Beseitigung von Mängeln vor und wirkt auf deren Durchführung hin. Daneben informiert er die Beschäftigten über die Unfall- und Gesundheitsgefahren und wirkt bei der Schulung des Sicherheitsbeauftragten mit.

Der interne Sicherheitsbeauftragte unterstützt die Geschäftsführung mit seinem Wissen bei der Durchführung von Maßnahmen zur Verhütung von Arbeitsunfällen und Berufskrankheiten. Er ist in seinem Zuständigkeitsbereich Ansprechpartner für Vorgesetzte und Mitarbeiter.

Der interne Sicherheitsbeauftragte wirkt darauf hin, dass sich Mitarbeiter sicherheitsgerecht verhalten. Weiterhin achtet er darauf, dass die sicherheitstechnischen Einrichtungen an technischen Anlagen ordnungsgemäß funktionieren, die persönliche Schutzausrüstung vorhanden ist und benutzt wird. Die Bestellung Sicherheitsbeauftragten erfolgt unter Mitwirkung durch die Geschäftsführung. In der Fachklinik sind verpflichtend Brandschutzbeauftragter, Gefahrstoffbeauftragter, EDV-Beauftragter (insb. Zugriffs- und Zutrittsrechte) und Hygienebeauftragte benannt und geschult.

In der Fachklinik Klosterwald gGmbH kommen der medizinische Geschäftsführer sowie Vertreter der Bereichsleitungen und der Mitarbeitervertretung sowie der externe Sicherheitsingenieur und der interne Sicherheitsbeauftragte vier Mal jährlich in der Arbeitssicherheitsausschusssitzung (ASAS) zusammen; nach einer dieser Sitzungen erfolgt die Mitarbeiterschulung zu aktuellen / notwendigen Themen.

4.4.2 Risikocontrolling-Funktion

Die Funktion Risikocontrolling obliegt der kaufmännischen Geschäftsführung und wird im Einvernehmen mit dem medizinischen Geschäftsführer via Management Review durch die

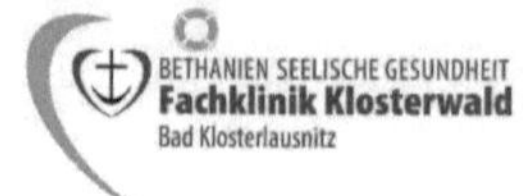

Dienststellenleitung gesteuert. Sie ist ebenfalls für die neutrale Bewertung und für die unabhängige Überwachung und Kommunikation der Risiken zuständig.

Die Risikocontrolling-Funktion ist aufbauorganisatorisch bis einschließlich der Ebene der Geschäftsleitung von Bereichen, die für die Initiierung bzw. den Abschluss von Geschäften zuständig sind, getrennt. Dies wird durch interne bereichsübergreifende Audits und Qualitätszirkel gewährleistet.

Die Risikocontrolling-Funktion ist in unserer Klinik eng mit der Managementbewertung verbunden und hat insbesondere die folgenden Aufgaben:
- Entwicklung und Umsetzung der Risikostrategie sowie bei der Ausgestaltung eines Systems zur Begrenzung der Risiken
- Laufende Überwachung der Risikosituation des Unternehmens und der Risikotragfähigkeit.

Die Dienststellenleitung ist bei wichtigen risikopolitischen Entscheidungen der Geschäftsleitung beteiligt. Zusammen mit dem Management-Review wird bestmögliche Transparenz über die gegenwärtige und prognostizierte Geschäftsentwicklung geschaffen.

Die Umsetzung erfolgt bei Bedarf unter Einbezug von Externen. Diese sind:

- Leistungsträger DRV Bund
- Steuerberater LPS
- Wirtschaftsprüfer Schüllermann & Partner
- Zertifizierungsgesellschaft Cert IQ
- Rechtsberatung Heinze
- Innenrevisionen & Interne Audits
- Gefährdungsbeurteilungen
- IT Security Kelobit
- Finanzamt Jena

4.4.3 Datenschutz

Zur Sicherstellung eines ordnungsgemäßen Gebrauchs und Vermeidung des Missbrauchs von Daten wurde eine externe Datenschutzbeauftragte ernannt. Dies ist die Firma Kelobit IT-Experts GmbH mit Sitz in Kabelsketal.

Interne Ansprechpartner im Sinne der Datenschutzkoordination ist die Geschäftsführung der Fachklinik. Die Tätigkeit des Datenschutzbeauftragten wird dabei durch die Arbeitsrichtlinien der AVR EmK, der IT- und Datenschutzrichtlinie, Richtlinie zur Vertraulichkeit, Aufbewahrungspflichten und Datenvernichtung, geregelt, welche im QM-Handbuch hinterlegt sind.
Der Datenschutzbeauftragte ist in seinem Handeln weisungsfrei und hat beratende Funktion für die Geschäftsführung. Er berät und schult die Mitarbeiter.

Die Fachklinik Klosterwald verfügt über ein vollständiges und aktuelles Datenschutzmanagementsystem, welches regelmäßig jährlich mit externer Beratung gesichtet wird.

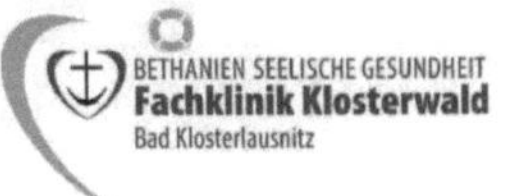

4.4.4 Compliance und IT

Schnittstelle und Zuständigkeit	Compliance	IT
Vertraulichkeitsbereiche	Aufstellung von Richt- und Leitlinien z. B. zur Informationssicherheit und zum Umgang mit Daten	Einrichtung der jeweils definierten Zugriffsbereiche bzw. Zugriffsrechte
Entwicklung von IT-Systemen mit Compliance-Relevanz	Definition von Anforderungskriterien, Schnittstellen und Prüfregeln	Umsetzung der Anforderungen an die Compliance-IT-Systeme
Verdachtsfälle in Bezug auf sonstige strafbare Handlungen	Koordination und Durchführung der Verdachtsfallbearbeitung	Unterstützung bei der Aufdeckung von Identitätsdiebstahl, Ausspähen von Daten usw.
Aktualisierung der IT-Systeme mit Compliance-Relevanz	Sicherstellung der fachlichen Aktualität (neue regulatorische Anforderungen, aktuelle Sanktionslisten usw.)	Sicherstellung von Updates, Lizenzrechte-Änderungen/Nutzungserweiterungen usw.

4.5 Fehlerkultur, Beschwerde- und Kritikmanagement

4.5.1 Grundsätze

Um Missstände und Verstöße gegenüber rechtlichen und unternehmensinternen Grundsätzen (Leitbild) und darüber hinaus öffentlichkeitswirksame Unternehmensskandale zu verhindern wurde ein Beschwerdemanagement eingerichtet.

Grundsätzlich sollten zuerst die bestehenden Berichtswege genutzt werden. Beide Geschäftsführer stehen für jegliche Beschwerden und Hinweisgebungen über die Notfallregelung zur Verfügung. Weitere mögliche Anlaufstellen in der Fachklinik sind:

- Medizinischer Geschäftsführer – Fokus PR
- Mitarbeitervertretung – Fokus Personal
- Personalreferentin – Fokus GBU und BEM

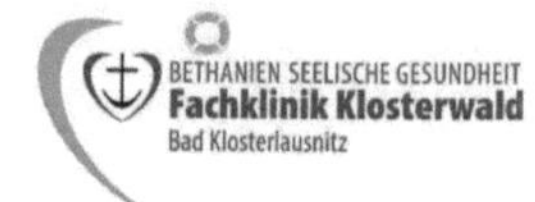

- Chefarzt – Fokus Medizinische Notfälle
- Pflegedienstleitung – Fokus Hygiene.

4.5.2 Auskünfte an Dritte / Externe

Handelt es sich um einen unbekannten Kunden / Patienten, ist vor der Erteilung von Auskünften bzw. der Aushändigung von Kunden- und Patientenpost sicherzustellen, dass es sich tatsächlich um eben diesen bzw. einen Bevollmächtigten handelt. Dies muss gegebenenfalls durch die Vorlage des Personalausweises oder eines anderen Legitimationspapiers geschehen.

In jedem Fall gelten die im QM-Handbuch durch Arbeitsanweisungen getroffenen Regelungen für die Fachklinik Klosterwald gGmbH. Unsachliche Äußerungen, Drohungen oder Überredungsversuche ändern den festgelegten Ablauf nicht.

4.5.3 Anfragen staatlicher Stellen

Von außen an das Unternehmen angetragene Anfragen und Auskunftsersuchen sind ausschließlich von der Geschäftsführung und bei Patientendaten insbesondere vom Chefarzt zu bearbeiten. Anfragen der Aufsichtsbehörden für den Datenschutz sind ebenso an die Geschäftsführung weiterzuleiten.
Bei behördlich veranlassten Durchsuchungen in Räumen unseres Unternehmens ist sofort Geschäftsführung zu informieren, unabhängig davon, ob sich die Ermittlungen gegen Mitarbeiterinnen und Mitarbeiter, Patienten und Patientinnen oder Kooperationspartner richten. Rechtliche Zweifelsfragen über das Bestehen einer Auskunftsverpflichtung sind mit Geschäftsführung abzustimmen. Zu vermeiden sind Konfrontationen. Kopien beschlagnahmter Unterlagen sind anzufertigen oder über den Inhalt dieser Unterlagen ist ein Protokoll zu erstellen.

4.5.4 Anfragen von Medien

Anfragen von Journalisten sollten grundsätzlich nur von der Geschäftsführung beantwortet werden. Diese ist unverzüglich über Anfragen von Medienvertretern zu unterrichten.

4.6 Annahme und Vergabe von Zuwendungen

Die Annahme/Vergabe von Zuwendungen, die eine unmittelbare Gegenleistung erwarten lassen, ist kategorisch ausgeschlossen.
Um steuerliche Konsequenzen zu vermeiden ist bei der Annahme/Vergabe von Zuwendungen eine Kontaktaufnahme mit der Geschäftsführung erforderlich.

Für die Fachklinik Klosterwald gelten gesonderte Regelungen für den Umgang mit:

- Spenden
- geldwerter Leistungen
- Patientengeldern
  - bar über Kasse
  - Treuhänderisch über Fürsorgekonto

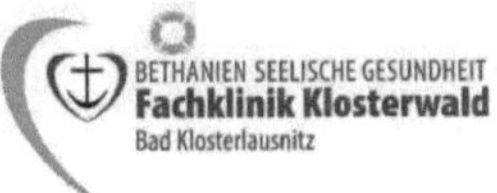

4.7 Hinweisgeberschutzgesetz

Für die Fachklinik besteht derzeit keine Pflicht zur Einrichtung einer Meldestelle; andere Absätze des § 12 HinSchG bzw. Landesrechtliche Regelungen treffen nicht zu. Unabhängig von gesetzlichen Auflagen sind Hinweisgebungen derzeit anonymisiert im Beschwerdewesen möglich. Wir verfolgen aufmerksam die Hinweise der Diakonie Mitteldeutschland, die eine zentrale Meldestelle für Ihre Einrichtungen plant.

5. Mitgeltende Dokumente

3.2.1 Leitbild
3.4 Organigramm Fachklinik

D.1_I Umgang mit Kasse
D.1_II Treuhänderische Verwaltung von Patientengeldern
D.1_IV Umgang mit Vor- / Zuschüssen
D.2_IV BEM
D.9_I Beschwerden und Kritische Ereignisse
D.10_XII Gefährdungsbeurteilung
D.10_XIII VB Notruf
E.2_I Datenschutz Diakonie (DSO)
E.2_II Datenübermittlung an Dritte
E.2_III Datenschutzrichtlinie
E.2_IV Datenpannen
E.4_I DA Spendenordnung
E.4_II DA Annahme geldwerter Leistungen
E.4_V DA Kassenordnung
E.4_VI DA Umgang mit elektron. Zahlungsverkehr
E.11_I Qualitätszirkel
E.11_II Interner Auditplan

Geschäfts- und Zuständigkeitsordnungen der Fachklinik

6. Qualitätsaufzeichnungen
Aufzeichnungen
      Arbeitssicherheit
      BEM
      Einarbeitungspläne / Checklisten, Laufzettel
      GBU
      Mitarbeiterentwicklungsgespräche
      Schulungen (Datenschutz, Brandschutz, Hygiene, Arbeitssicherheit etc.)
Protokolle der Gremien (Laufwerk Y)
Management Bewertung
Datenschutzmanagement System